Jean Pütz · Sabine Fricke · Ellen Norten
unter Mitarbeit von Dr. Stefanie Schmid-Altringer

Liebeslust
und
Liebesleid
Intimbereich ohne Tabus

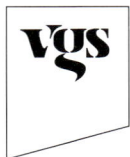

Die Deutsche Bibliothek – CIP-Einheitsaufnahme

Pütz, Jean:
Liebeslust und Liebesleid: Intimbereich ohne Tabus /
Jean Pütz; Sabine Fricke; Ellen Norten.– 1. Aufl. – Köln: vgs, 2002
(Hobbythek)
ISBN 3-8025-6227-5

Die Vorschläge und Rezepte in diesem Buch sind von Autoren und Verlag nach bestem Wissen und Gewissen sorgfältig erwogen und geprüft. Autoren und Verlag übernehmen keine Haftung für etwaige Personen-, Sach- und Vermögensschäden, die sich aus dem Gebrauch oder Missbrauch der in diesem Buch dargestellten Informationen und Rezepte ergeben.

Bildquellen:
S. 5, S. 24, S. 25, S. 35, S. 43, S. 61, S. 69, S. 81, S. 84: Pictor International;
S. 7 (Wolfgang Weinhäupl), S. 8 (NAS/Biophoto Associates), S. 11 (D. Bromhall/OSF), S, 26 rechts unten (Dr. M. Klein/Peter Arnold, Inc.), S. 37 unten (Dr. Phillips/Pop.Coun./Sc So), S. 38 (NAS M. Abbey), S. 45 (Dan McCoy/Rainbow), S. 47 (Jeffrey Telner), S. 64 (NAS/R. Ellis), S. 65 (Jeffrey Telner), S. 72 (G. W. Willis): Okapia; S. 26 links oben, S. 41, S. 53, S. 55, S. 67, S. 87: Mauritius – Die Bildagentur; S. 34: Remifemin® Schaper & Brümmer GmbH & Co.KG; S. 36: AKG Berlin; S. 44: Abbott GmbH, Wiesbaden; S. 48: Uralen®, Hoyer-Madaus GmbH; S. 54 links oben: WDR; S. 59: aus: Árvores Brasileiras, Editora Plantarum LTDA; S. 70: Zeusnik GmbH; S. 73: World Photo – Artothek; S. 77: Dr. Heiko Bellmann, Lonsee; S. 78: Tong Hui, Nantong Tonghui Edible Funguses Trading Centre of Jiangsu China; S. 79: Gerhard Höfer, Pflanzenarchiv Lavendelfoto, Hamburg;

Alle übrigen Fotos: Cornelis Gollhardt, Köln/Stephan Wieland, Düsseldorf.
Grafiken: Designbureau Jochen Kremer/Gabi Mahler, Köln.

1. Auflage 2002
Copyright by Egmont vgs verlagsgesellschaft

Umschlagfoto: Mauritius – Die Bildagentur
Umschlaggestaltung: Alexander Ziegler
Redaktion: Alexandra Panz
Lektorat: Jutta Beiner-Lehner
Produktion: Wolfgang Arntz
Satz: Katharina Anhalt/Achim Münster, Köln
Druck: Westermann Druck, Zwickau
ISBN 3-8025-6227-5

Besuchen Sie unsere Homepage im WWW:
http://www.vgs.de

Inhalt

Sexualität: Liebeslust und Liebesleid

Tipps und Rezepte für Lust und Liebe

sich über die Vielfalt wundern. Oder werfen Sie doch mal einen Blick in unser letztes Hobbythekbuch „Das Wissen der Hobbythek von A bis Z", in dem wir alle behandelten Themen aufgegriffen und mit den beliebtesten Rezepten garniert haben.

Apropos Multimedia, schon vor sieben Jahren haben wir außerdem eine CD-Rom herausgegeben, und zwar zum Thema

Jetzt aber zum vorliegenden Buch: Wir haben lange und heiß über den Titel diskutiert. Letztlich haben wir uns für „Liebeslust und Liebesleid – Intimbereich ohne Tabus" entschieden, um damit auch einem weitverbreiteten Irrtum bezüglich der Hobbythek entgegen zu treten: Wir wurden nämlich häufig als die Superasketen angesehen, die der Lust am Leben, dem Spaß an der Freud' und dem allzu Menschlichen mit Skepsis begegnen.

Liebe Leserinnen und Leser,

die Hobbythekbücher zählen zu den erfolgreichsten Sachbuchreihen in Deutschland. Immerhin ist es genau 25 Jahre her, dass das erste Hobbythekbuch erschienen ist. Es war als Jahrgangspotpourri mit wechselnden Themen konzipiert, so wie sie in den gleichnamigen Sendungen ausgestrahlt wurden. Zwölf dieser Jahrgangsbücher wurden realisiert. Es war nicht Aberglaube, der bewirkte, dass das 13. als Themenbuch erschienen ist: „Cremes und sanfte Seifen", und es folgten über 40 weitere Themenbände bei einer verkauften Auflage von mehr als 6 Millionen Büchern.

Wer sich noch einmal die Vielfalt der verschiedenen Themen vergegenwärtigen will, dem empfehlen wir, sich unsere Multimedia-Bücheraktivität anzusehen. Wir waren übrigens mit die ersten, die das neu geschaffene Internet als zusätzliche Informationsquelle angeboten haben. Ein Besuch auf unserer Homepage: www.hobbythek.de lohnt sich, Sie werden

„Betörende Parfums", die vom Zeitmagazin als eine der besten CD-Rom des Jahrgangs ernannt wurde.

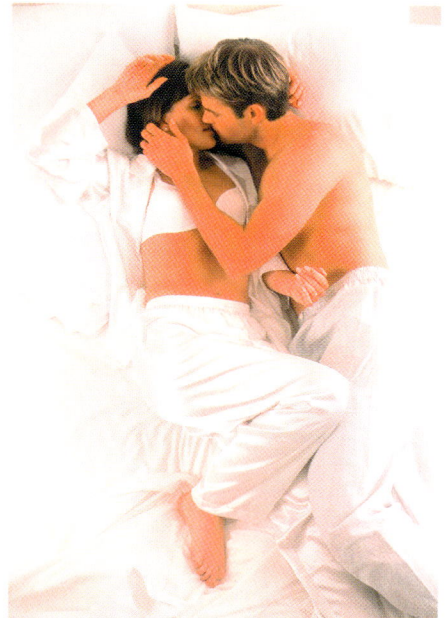

Doch genau das Gegenteil ist der Fall. Ich habe stets die Lust als wichtigen Antrieb in meinem Leben genossen, allerdings mit zwei wesentlichen Einschränkungen:
1. Niemals auf Kosten anderer Menschen (gegen Schadenfreude und Sadismus);
2. Nur so viel Lust, dass sie die Lust von morgen, dass heißt die Zukunft, nicht blockiert (Rauschgifte und lebensgefährliche Exzesse habe ich stets vermieden). Dass das Leben vielleicht gerade deshalb um so lebenswerter für mich wurde, war ein erwünschter Nebeneffekt.

Mittlerweile bin ich über 65 Jahre alt und habe noch keine für dieses Alter häufig vorkommenden Ausfallerscheinungen an mir bemerkt – auch was das Lusterleben generell anbelangt. Das ist insofern verwunderlich, weil ich als junger Mensch, der gerade flügge geworden war, mitleidig auf meinen seinerzeit 45 Jahre alten Vater geschaut habe. Ich konnte mir nämlich nicht vorstellen, dass er in diesem für mich damals „biblischen" Alter noch ein erfülltes Liebesleben führen könnte. Doch wenn ich nur wenige Gene von ihm geerbt habe, dann muss ich ihm aus meiner heutigen Sicht entschieden Abbitte leisten.

Aber vielleicht lag es auch daran, dass seine Generation noch ganz andere Vorstellungen von der Sexualität hatte, die durch unseren katholischen Glauben geprägt wurden, das heißt, wenn sich auch nur die kleinste Begierde einstellte, wurde ein schlechtes Gewissen assoziiert. Man kann sich vorstellen, dass dies der erotischen Phantasie keinen Vorschub leistet, denn die Lust entsteht – wie Psychologen herausgefunden haben – hauptsächlich im Gehirn und nur begrenzt in der Region der Geschlechtsorgane. Unter dieser Voraussetzung begreift man, dass Liebeslust leicht in Liebesleid umschlagen kann.

Heute steht jedenfalls fest, dass die Lust auf Erotik stark durch das Nervensystem und bestimmte Hormone gesteuert wird. Nur so erreicht die Natur das Ziel, für das die Sexualität erschaffen wurde: die Fortpflanzung und damit die Erhaltung der eigenen Art.

Dabei sind Lust und Vorfreude auf den Geschlechtsakt eigentlich nur eine geniale Strategie, dieses Ziel zu erreichen und die Weitergabe der eigenen Gene zu sichern. Dabei kann man den einzelnen Genen durchaus auch eine Art „Egoismus" unterstellen, vor allem bei solch komplexen Lebewesen wie den Säugetieren. Milliarden Gene müssen sich dabei zu einer Art Teamwork zusammenfinden. Dazu ein Beispiel: Welches Schicksal hätten die für das Wachstum der Nase verantwortlichen Gene erleiden müssen, wenn sie sich nicht mit Millionen von anderen Genen zusammen-

getan hätten, die den Gesamtorganismus bilden? Gleiches gilt für alle anderen Körperteile und Organe. So war das jedenfalls bisher seit Beginn der Schöpfung.

Durch die Stammzellenforschung scheint sich jedoch derzeit zumindest in Einzelfällen eine Wende anzubahnen. Jetzt soll es sogar dank wissenschaftlicher Forschung möglich werden, aus den Stammzellen (in der Diskussion sind die embryonalen und die adulten Stammzellen) einzelne Körperteile auch außerhalb des Körpers heranwachsen zu lassen, sozusagen als Ersatzteillager für alle möglichen Organe. Auf den ersten Blick ist das eine bestechende Idee, aber Vorsicht, die Forschung ist erst in den Anfängen, es muss abgewartet werden, was dabei herauskommt.

Das wirft natürlich auch eine Menge ethischer Fragen auf, doch sollte man bei dieser Diskussion nicht die kranken Menschen vergessen, die sehnsüchtig auf Organersatz warten. Und wenn Sie mich fragen, falls irgendwie möglich, sollte man ihnen die Hoffnung nicht nehmen. Allerdings müssen wir Bürger den Prozess sehr kritisch und aufmerksam verfolgen und insbesondere darauf achten, dass dabei die Menschenwürde und die Menschenrechte (auch des ungeborenen Lebens) stets gewahrt bleiben.

Das ist auch beim Klonen, das heißt dem Vervielfältigen, von Menschen der Fall. Doch Gott sei Dank hat der Gesetzgeber hier erstaunlich schnell auf die Entwicklung

reagiert und das Verfahren unter strenge Sanktionen gestellt. Denn man weiß ja nie, ob nicht doch ein Forscher durchdreht oder den Verlockungen des vielen Geldes, das damit zu verdienen ist, erliegt.

Nun, solche Überlegungen streifen den Inhalt des vorliegenden Buches nur am Rande. Das heißt aber nicht, dass darin ausschließlich das „Hohe Lied" der Liebe und Sexualität gesungen wird, gleichgültig ob für Hetero- oder Homosexualität. Natürlich sprechen wir auch viele Probleme direkt an und bieten konkrete Hilfe.

Selbstverständlich haben wir alles ganz ausführlich recherchiert und wissenschaftlich untermauert. Ich denke, dass dieses Buch sich darin von vielen anderen Werken unterscheidet. Manchmal flossen auch Eigenbeobachtungen in die Ergebnisse und Tipps ein. Das heißt, vieles wurde in Selbstversuchen getestet, wie das bei der Hobbythek ja stets üblich ist – „honi soit qui mal y pense", übrigens der Spruch, der auf dem Wappen der englischen Krone steht. Ich muss zugeben, dass auch mir manches neu war und dass ich von unseren Recherchen sehr profitierte, immerhin wurde mir mit 63 Jahren ein wunderbarer Sohn geschenkt – über eine Tochter hätte ich mich genau so gefreut. Es lebe der kleine Unterschied.

Ihr

Jean Pütz

Männlich oder weiblich –
der kleine Unterschied

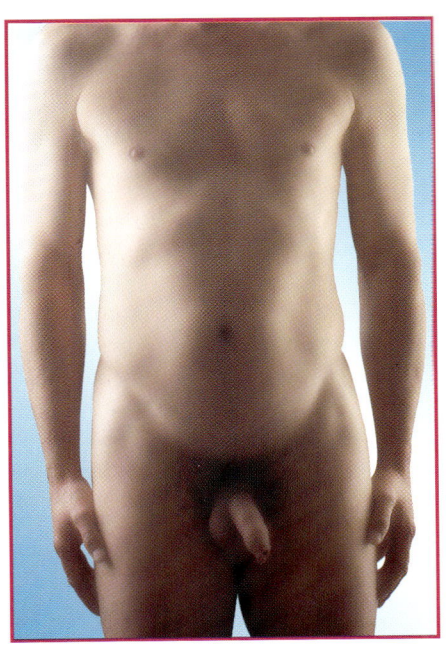

Obwohl Mann und Frau auf den ersten Blick so unterschiedlich aussehen, ist die Anlage der Geschlechtsorgane während der Embryonalentwicklung zunächst einmal gleich.
Erst später beginnen sich Penis oder Vagina und die damit verbundenen Organe, wie z. B. Hoden oder Gebärmutter, auszubilden.

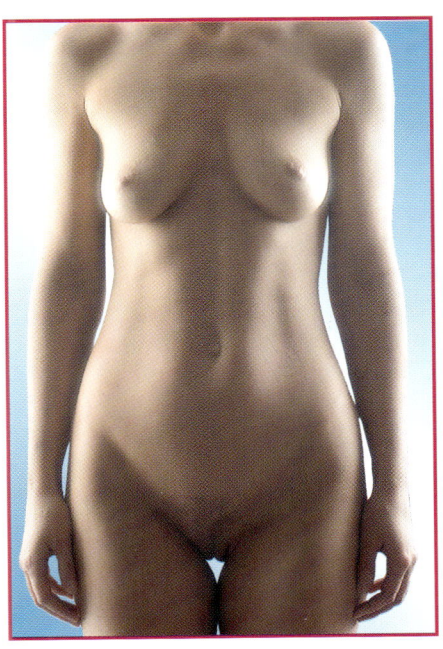

■ Auf den ersten Blick so verschieden

Fast jeder von uns kann sich noch an dieses besondere Ereignis erinnern. Der Moment, wenn Dreikäsehochs auffällt, dass es einen klitzekleinen Unterschied zwischen Mädchen und Jungen gibt. „Was haben die denn da für ein Zipfelchen?", fragen sich die Mädchen. Den Jungs hingegen scheint es, als habe der liebe Gott beim anderen Geschlecht etwas vergessen.

Mancher Bub wird mit Stolz gezeigt haben, wie er im hohen Bogen „Pippi" machen kann. Damit war zumindest eine Funktion des Penis offensichtlich.

Bei den Mädchen liegt die Scheide dagegen im Verborgenen. So manches neugierige Kerlchen wird sie sich dennoch genauestens angeschaut haben – ein aufwendigeres Unterfangen, als er es von sich selber kennt. Denn er hält sein „gutes Stück" täglich sogar mehrfach in der Hand. Nur mit Hilfe eines Spiegels lässt sich hingegen beim weiblichen Geschlecht die Scheide entdecken.

Obwohl Mann und Frau auf den ersten Blick so verschieden aussehen, ist die Anlage der Geschlechtsorgane (*siehe Seite 9f.*) während der Embryonalentwicklung zunächst einmal gleich. Erst später beginnen sich Penis oder Vagina auszubilden. Gleiches gilt für die damit verbundenen Organe, wie z. B. Hoden oder Gebärmutter, sowie Geschlechts- und Keimdrüsen.

WIE ENTSTEHEN MÄNNLICH UND WEIBLICH?

Tatsächlich steht schon vom Zeitpunkt der Befruchtung an fest, ob der entstehende Mensch weiblich oder männlich sein wird. Der Grund hierfür liegt in den Erbanlagen oder Genen. Sie werden vom Vater und der Mutter jeweils zu 50 % vererbt.

Dabei steckt das Erbmaterial des Vaters im Spermium, auch Samenfaden genannt. Das Erbmaterial der Mutter befindet sich im Ei. Um zu verstehen, warum ein Embryo einmal weiblich und einmal männlich wird, müssen wir uns die Erbanlagen genauer ansehen.

■ XX oder XY – eine wichtige Frage

Die Gene des Menschen reihen sich wie Perlen auf einem zwei Meter (!) langen, spiralig gewundenen Faden auf. Dieses riesige Erbmolekül ist die DNA, deren chemische Bezeichnung Desoxyribonucleinsäure ist. Die DNA steckt in jeder Körperzelle mit Ausnahme der roten Blutkörperchen, der Blutplättchen. Normalerweise liegt sie räumlich abgegrenzt im

Zellkern. Bei der Zellteilung wäre es nun aber außerordentlich schwierig, diesen „Knubbel" gleichmäßig zu verteilen. Die Natur darf sich hier keinerlei Fehler erlauben, muss doch jede Körperzelle den kompletten und korrekten genetischen Bauplan weitergeben. Damit alles nach Plan verläuft, knäuelt sich die DNA vor jeder Zellteilung zu transportablen Einheiten zusammen. Diese Knäuel sind die Chromosomen.

In jeder Zelle gibt es 46 davon. Eine Hälfte stammt vom Vater, die andere von der Mutter. Zwei dieser Chromosomen verfügen über eine Besonderheit. Sie sind für das Geschlecht des Kindes verantwortlich. Obwohl eigentlich alle Chromosomen eine mehr oder weniger x- bzw. y-förmige Gestalt haben, ist diese bei den Geschlechtschromosomen besonders ausgeprägt. Das weibliche Chromosom wird deshalb als X-Chromosom und das männliche als Y-Chromosom bezeichnet. Damit erscheint die Sache zunächst einmal sehr übersichtlich. Doch von jedem Chromosom gibt es zwei Exemplare, und das gilt auch für die Geschlechtschromosomen.

Frauen verfügen in ihrem Erbschatz über zwei weibliche X-Chromosomen. Männer tragen dagegen ein X- und ein Y-Chromosom in sich. Dabei ist das männliche Y-Chromosom gegenüber dem weiblichen X-Chromosom dominant und bestimmt das männliche Geschlecht. Dies ist die normale genetische Situation bei Mann und Frau.

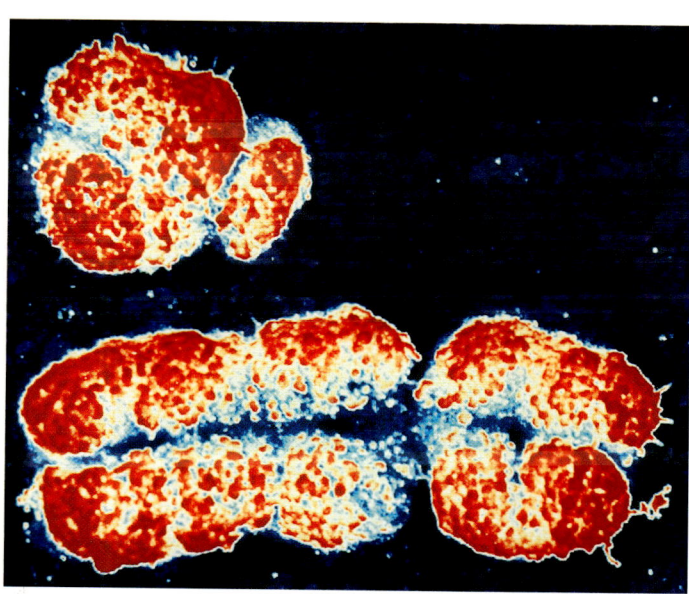

Obwohl eigentlich alle Chromosomen eine mehr oder weniger x- bzw. y-förmige Gestalt haben, ist diese bei den Geschlechtschromosomen besonders ausgeprägt.

■ Welches Spermium macht das Rennen?

Anders als alle anderen Körperzellen besitzen Ei- und Samenzelle nur 23 Chromosomen. So haben sie genug „Platz", wenn sie gemeinsam mit ihren Genen verschmelzen. Da Frauen zwei X-Chromosomen haben, ist die Eizelle immer weiblich. Bei Männern gibt es dagegen weibliche Spermien mit einem X- und männliche mit einem Y-Chromosom. Je nachdem, ob ein X- oder Y-Spermium als erstes die Eizelle erreicht, ist der Embryo dann weiblich bzw. männlich.

Übrigens sollen die männlichen Spermien besonders flink sein, jedoch recht schnell schlapp machen. Die weiblichen gelten hingegen als etwas langsamer, dafür aber auch langlebiger. Findet der Geschlechtsverkehr unmittelbar zum Zeitpunkt des Eisprungs statt, soll aus diesem Grund die Chance, einen Jungen zu zeugen, höher sein. Kommt es dagegen schon ein bis zwei Tage vor dem Eisprung zum Verkehr, könnten eher die weiblichen Spermien zum Zuge kommen, so dass die Wahrscheinlichkeit für ein Mädchen spricht. Allerdings gibt es keine endgültigen wissenschaftlichen Beweise für diese Regel. Jede Körperzelle des heranreifenden Embryos enthält also auch die Information über das Geschlecht. Nur so wird gewährleistet, dass sich tatsächlich ein Junge bzw. ein Mädchen entwickelt.

PID – Embryoncheque im Reagenzglas

Die Präimplantationsdiagnostik (PID) ermöglicht u. a. die sichere Bestimmung des Geschlechts. Voraussetzung dafür ist eine künstliche Befruchtung. Ein zuvor im Reagenzglas gezeugter Embryo wird vor dem Einpflanzen in die Gebärmutter untersucht. Bei der PID wird der Embryo in der Regel auf ein bestimmtes Erbleiden hin kontrolliert. Dazu werden dem Embryo ein oder zwei Zellen entnommen und mit molekulargenetischen Methoden auf Veränderungen im Erbgut hin untersucht. Bei einem Befund wird der Embryo vernichtet, bei keinem hingegen in den Uterus der Mutter implantiert. Es entwickelt sich normalerweise ein gesundes Baby.

Bisher verbietet das Embryonenschutzgesetz die PID, da keine Embryonen vernichtet werden dürfen.

Bei der Diskussion steht die ethische Bewertung im Mittelpunkt.

Ein Fortpflanzungsmedizingesetz und eine Novellierung des Embryonenschutzgesetzes sollen hier politisch Klarheit, zumindest in der Rechtslage, schaffen. Übrigens ist die PID in einigen europäischen Ländern, wie England oder Belgien, gestattet.

AM ANFANG SIND ALLE MENSCHEN GLEICH

Wie geht es nach der Befruchtung weiter? Nach der Verschmelzung von Spermium und Eizelle entsteht die erste Zelle des werdenden Lebens, die Zygote. Durch weitere Zellteilungen entsteht ein Zellhaufen, der wie eine „kleine Himbeere" aussieht. Später bildet sich eine Keimblase, die sich in die Gebärmutter einnistet. Erst danach wachsen die einzelnen Organe aus Gewebeschwellungen. Selbst bei den Geschlechtsorganen geschieht dies zunächst beim männlichen und weiblichen Embryo über den gleichen Weg. Die Natur arbeitet sehr ökonomisch: Hat sie einmal ein Konzept erfolgreich entwickelt, so behält sie es bei und verändert lediglich einzelne Aspekte.

Die weibliche embryonale Entwicklung verläuft weitgehend automatisch. Zur Anatomie des weiblichen Geschlechts zählen auch die Ausführungsgänge. Bei der Frau gehören Eileiter, Gebärmutter und der obere Teil der Vagina dazu. Diese entstehen während der Embryonalentwicklung aus dem nach seinem Entdecker benannten Müllerschen Gang. Beim männlichen Embryo muss das so genannte „Anti-Müller-Hormon" die weitere Entwicklung des Müllerganges stoppen. Dann können durch die Androgene die männlichen Geschlechtsmerkmale gefördert werden. Hier entwickelt sich der so genannte Wolffsche Gang, der zu Nebenhoden, Samenblase und Samenleiter wird.

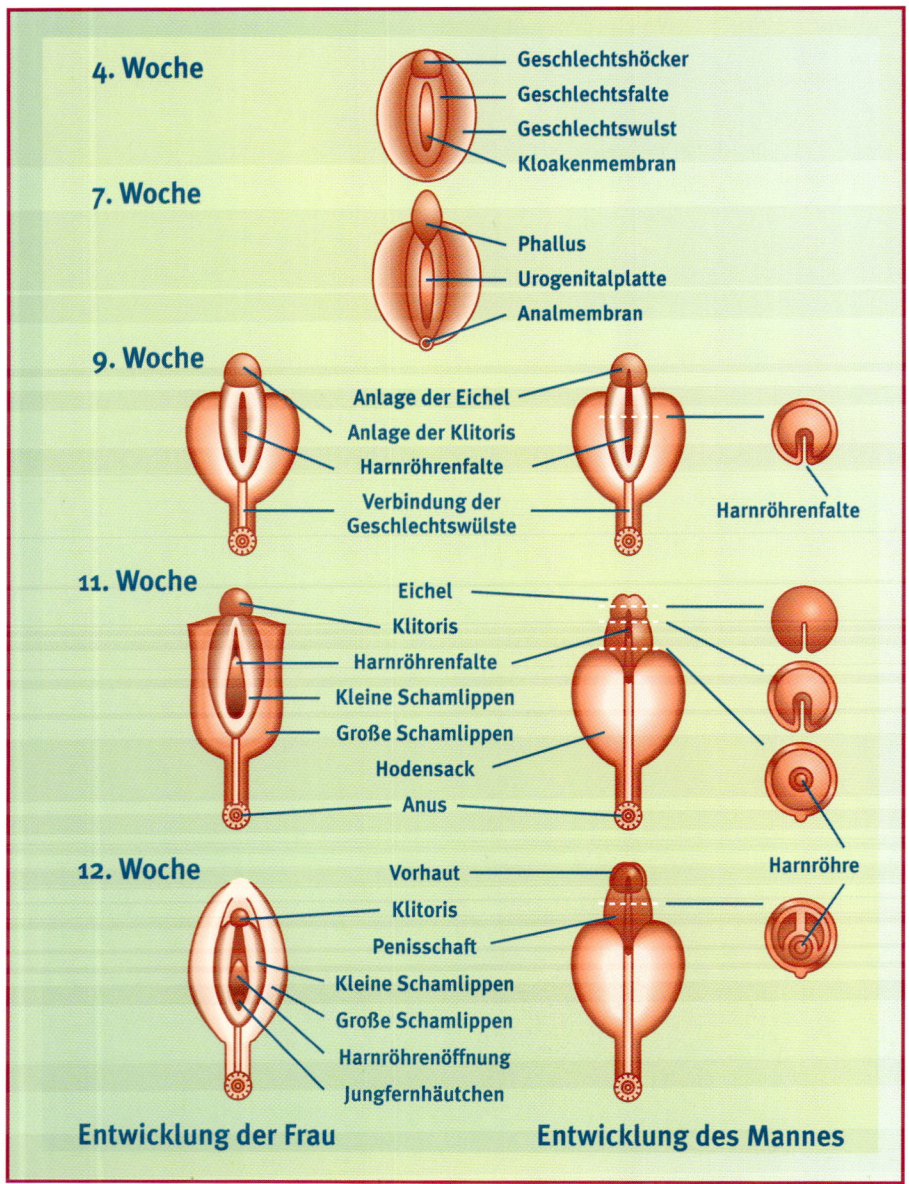

4. Woche

Geschlechtshöcker
Geschlechtsfalte
Geschlechtswulst
Kloakenmembran

7. Woche

Phallus
Urogenitalplatte
Analmembran

9. Woche

Anlage der Eichel
Anlage der Klitoris
Harnröhrenfalte
Verbindung der
Geschlechtswülste

Harnröhrenfalte

11. Woche

Eichel
Klitoris
Harnröhrenfalte
Kleine Schamlippen
Große Schamlippen
Hodensack
Anus

12. Woche

Vorhaut
Klitoris
Penisschaft
Kleine Schamlippen
Große Schamlippen
Harnröhrenöffnung
Jungfernhäutchen

Harnröhre

Entwicklung der Frau   **Entwicklung des Mannes**

Am Anfang sind die Geschlechter gleich. Erst nach der 7. Woche wächst der Geschlechtshöcker zur Eichel oder Klitoris, formen sich die Geschlechtsfalten zum Penisschaft oder den Kleinen Schamlippen. Aus den Geschlechtswülsten entstehen Hodensack bzw. Große Schamlippen.

■ Samen lieben es kühl

In ihrer Entwicklung zeigen beide Föten zunächst einmal eine Geschlechtsfalte. Erst jetzt beginnt die Differenzierung von männlich und weiblich. Beim Mädchen bleibt diese Falte, die seitlich aus so genannten genitalen Schwellungen und einem zentral gelegenen Genitalhügel besteht, offen. Die Genitalschwellungen werden zu den Schamlippen, der Genitalhügel wächst zur Klitoris. Zu dieser Entwicklung sind keinerlei Hormone notwendig.

Anders ist das beim männlichen Geschlecht. Hier schließt sich die Geschlechtsfalte unter dem Einfluss männlicher Hormone, der Androgene (siehe Seite 12), deren Produktion wiederum durch das Y-Chromosom angeregt wird. Diese Androgene sorgen auch dafür, dass aus der genitalen Schwellung der Hodensack und aus dem genitalen Hügel der Penis wird. Von Bedeutung sind nicht nur die äußeren Merkmale. Erst die Geschlechtsdrüsen oder Gonaden ermöglichen die spätere Fortpflanzung des entstehenden Menschen.

Beim weiblichen Embryo wandern diese Keimdrüsen nach oben und siedeln sich als Eierstöcke im Becken an. Beim männlichen sacken die Hoden dagegen nach unten in den Hodensack. Diese äußere Lage ist für die spätere Spermienproduktion außerordentlich wichtig. Nur hier garantiert die um zwei Grad kühlere Temperatur die natürliche Spermienreifung.

HORMONE – KLEINE BOTENSTOFFE MIT GROSSER WIRKUNG

Hormone bestimmen den gesamten Lebenszyklus der Geschlechter. Neue Lebensphasen, wie etwa die Pubertät oder die Wechseljahre, gehen mit hormonellen Veränderungen im Körper einher. Das körperliche Signal, z. B. zum Wachsen der Schambehaarung, wird hormonell gesteuert. Hormone sind chemische Boten, die einen reibungslosen Ablauf aller Organfunktionen gewährleisten. Jeder Mensch besitzt sowohl weibliche als auch männliche Geschlechtshormone. So findet sich beim Mann im Schnitt ein Drittel der Östrogenmenge von Frauen. Denn die Sexualhormone wirken über die Geschlechtsentwicklung hinaus. Östrogen beispielsweise steigert u. a. die Durchblutung des Gehirns. Androgene produziert die Frau zu einem Zwölftel im Vergleich zum Mann. Eine Rolle spielen diese Hormone auch im Eiweißstoffwechsel.

Hormone wirken als Eiweiß- oder Fettverbindungen, die an spezifische Rezeptoren an bestimmten Körperzellen andocken. Dort passen sie wie ein Schlüssel in ein Schloss. Hormone sind chemische Nachrichtenträger, die über das Blut oder die Gewebeflüssigkeit transportiert werden. Im Blut lassen sie sich labordiagnostisch bestimmen. Die Wissenschaft, die sich mit den Hormonen und ihrer Regulierung beschäftigt, ist die Endokrinologie. Endokrinologen fahnden z. B. nach den hormonellen Ursachen für ungewollte Kinderlosigkeit. Viele Hormonstörungen können heutzutage erfolgreich behandelt werden.

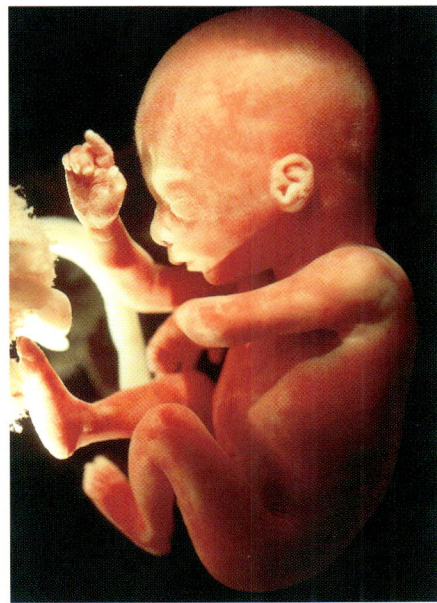

In ihrer Entwicklung zeigen beide Föten zunächst einmal eine Geschlechtsfalte. Beim Mädchen bleibt diese Falte, während sie sich beim Jungen unter dem Einfluss männlicher Hormone schließt.

■ Kontrollraum Hypothalamus

Alle Hormone werden vom obersten Kontrollraum im Gehirn, dem Hypothalamus, gesteuert. Der Hypothalamus sendet Signale weiter an einen zweiten Schaltraum, der sich an der Basis des Gehirns im Kopfinneren befindet. Es ist die bohnenförmige Hirnanhangdrüse, die Hypophyse. Sie ist dem Hypothalamus untergeordnet. Der Hypothalamus gibt der Hypophyse mittels so genannter Releasing-Hormone das Signal, ihrerseits Hormone auszuschütten. Diese Hormone haben eine indirekte Wirkung. Sie kurbeln die Hormonausschüttung ihrer Zielorgane an. Ob das Tyroxin der Schilddrüse oder das Insulin der Bauchspeicheldrüsen oder das Testosteron der Hoden – sie alle brauchen den hormonellen Befehl der Hypophyse, um aktiv zu werden.

Wenn ausreichend Hormone produziert wurden, gibt sie zudem ein Stopp-Signal. Es handelt sich hier also um einen Regelkreis in unserem Organismus. Hormone wirken bereits in winzigsten Mengen. Werden sie zu therapeutischen Zwecken zugeführt, kommt es auf die exakte Dosis an.

Ein ausgeglichener Hormonspiegel ist für die Gesundheit und für die Fruchtbarkeit eines Menschen von sehr großer Bedeutung. Erst das Hypothalamus-Hypophysen-System ermöglicht die feine Regulierung des Hormonspiegels.

Da uns in diesem Buch in erster Linie die Sexualhormone interessieren, haben wir auf *Seite 13* die Hormone zusammengestellt, die für die Geschlechtsentwicklung von Bedeutung sind.

Ohne Hormone kein Geschlecht

Die Geschlechtshormone werden vornehmlich in den männlichen und weiblichen Keimdrüsen produziert. Hier, in den Hoden und Eierstöcken also, sind es spezielle Drüsenzellen, die diese Hormone herstellen. Kontrolliert werden sie wiederum vom Hypothalamus und der Hypophyse. Die Hirnanhangdrüse bildet das Follikelstimulierende Hormon FSH und das Luteinisierende Hormon LH (siehe Seite 13). In der Pubertät steigen die Werte dieser Hormone an und sorgen dafür, dass nun vermehrt Geschlechtshormone gebildet werden.

Testosteron: das Hormon für die Morgenerektion

Die männlichen Geschlechtshormone sind die Androgene, insbesondere das Testosteron. LH regt dazu, unterstützt von FSH, kleine Gruppen von Hodenzellen, die die Hodenkanälchen umgeben, an. Aus diesen so genannten Zwischenzellen tritt nun Testosteron aus. Hohe Testosteronspiegel fördern die LH-Sekretion, niedrige hemmen sie, da es sich um einen Regelkreis handelt. Tatsächlich sind die Hormonschwankungen beim Mann insgesamt relativ gering und unterliegen nur leichten, tageszeitlichen Veränderungen. So ist die Testosteronkonzentration morgens am höchsten, was u. a. die typische Morgenerektion auslöst.

Testosteron wird weiter in geringen Mengen in der Nebenniere und bei der Frau im Eierstock produziert. Tatsächlich ist es chemisch sogar mit den weiblichen Geschlechtshormonen Östrogen und Progesteron verwandt. In seiner Wirkung unterscheidet es sich jedoch enorm (siehe

Seite 12f.). Über den Blutkreislauf wird das Hormon im ganzen Körper verteilt und von den auf den Körperzellen sitzenden Rezeptoren erkannt. Dort fördert es die Talgdrüsenfunktion, zeigt eine anabole Wirkung auf den Stoffwechsel und stimuliert so den Muskelaufbau. Es führt zu Bartwuchs und zum Wachstum des Adamsapfels, was zunächst zum Stimmbruch, später zur tiefen, männlichen Stimme führt. Testosteron ist das Männlichkeitshormon: Es bestimmt geschlechtsspezifische Verhaltensweisen, Libido und Potenz. In den Hoden bedingt es die Spermienentwicklung.

Weibliche Hormone: Dirigenten des Zyklus

Die weiblichen Geschlechtshormone werden überwiegend im reifenden Eibläschen (Follikel) des Eierstocks und im daraus entstehenden Gelbkörper gebildet. Außerdem sind es auch hier die Nebenniere und beim

Mann der Hoden, die diese Hormone produzieren. Beim Mädchen rufen ansteigende FSH- und LH-Werte die erste Follikelreifung hervor. Der Follikel enthält die fast fertige Eizelle, die beim Eisprung (siehe Seite 18) in den Eileiter gelangt. Anders als der Mann, der eigentlich nur über einen Typ von Geschlechtshormonen verfügt, hat die Frau zwei verschiedene, nämlich Östrogen und Gestagen. Diese dirigieren in ihrem Zusammenspiel weitgehend den weiblichen Zyklus.

Unbeschreiblich weiblich durch Östrogene

Östrogene lassen weibliche Rundungen wachsen. Sie lockern das Körpergewebe durch verstärkte Wassereinlagerungen. Sie sorgen dafür, dass Mineralstoffe bei der Knochenreifung eingebaut werden. So kann das Skelett seiner stützenden Aufgabe gerecht werden. Sinkt während der Wechseljahre der Östrogenspiegel, ent-

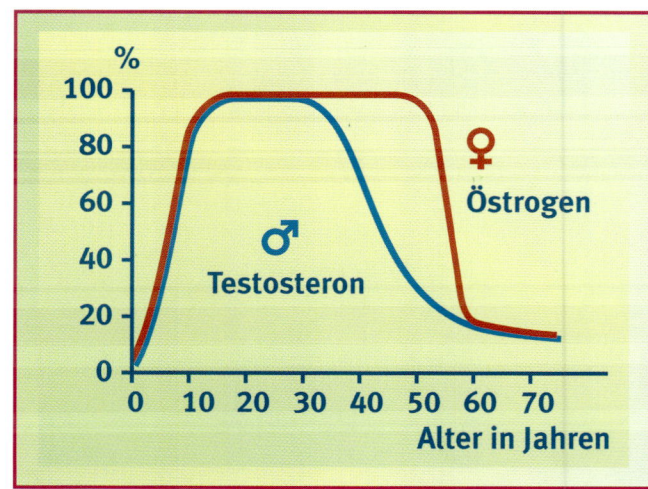

Beim Mann sinkt der Testosterongehalt ab dem 35. Lebensjahr langsam ab, bei Frauen hält sich der Östrogenspiegel bis zu den Wechseljahren auf hohem Niveau, um dann abrupt abzufallen.

wickelt rund ein Drittel aller Frauen eine Osteoporose (*siehe Seite 26*). Bei dieser Erkrankung wird die Struktur des Knochens immer poröser. Mineralien wie v. a. Calcium werden dem Knochen entzogen. Die Gefahr von Knochenbrüchen steigt an. Daher wird bereits Frauen ab 30 zur Vorbeugung eine calciumreiche Ernährung mit vielen Milchprodukten empfohlen.

Auch sportliche Bewegung wirkt vorbeugend gegen Osteoporose. Sie sorgt dafür, dass die Knochen stabil und belastbar bleiben. Die gefäßerweiternde Wirkung der Östrogene soll außerdem das Herz schützen. Erst nach der Menopause und dem damit verbundenen drastischen Östrogenabfall erhöht sich das Herzinfarktrisiko bei der Frau und gleicht sich dem des Mannes an.

In den ca. 35 fruchtbaren Jahren der Frau kommen die Östrogene vielfältigen Aufgaben nach: Sie fördern die Follikel-Reifung, steuern den Aufbau der Gebärmutterschleimhaut, regen die Milchsäureproduktion in der Scheide an, sind beteiligt an der Blutgerinnung und senken den Cholesterin-Spiegel. Zudem beeinflussen sie, wie auch das Testosteron, unsere Psyche.

Gestagene: tonangebend in der zweiten Zyklushälfte

In der Mitte des weiblichen Zyklus produziert die Hyphophyse kurzfristig sehr viel LH. Das ist das Signal für den Eisprung. Schon kurz davor entsteht im Eierstock das zweite weibliche Geschlechtshormon, das Progesteron. Progesteron (Gelbkörperhormon) zählt zu den Gestagenen.

Geschlechtshormone bei Mann und Frau		
Hormon	Freisetzungsort	Funktion
Testosteron (Androgen)	Keimdrüsen	Ausbildung der Geschlechtsmerkmale
Dihydrotestosteron (DHT, Androgen)		aktive Form des Testosterons
Östrogen (weibl. Hormon)	Keimdrüsen	Ausbildung der Geschlechtsmerkmale
Progesteron (weibl. Hormon)	Keimdrüsen	Ausbildung der Geschlechtsmerkmale
Luteinisierendes Hormon (LH)	Hypophysenvorderlappen	stimuliert Sexualhormone
Follikelstimulierendes Hormon (FSH)	Hypophysenvorderlappen	stimuliert Sexualhormone
Oxytocin	Hypophysenhinterlappen	Anregung der glatten Muskulatur, wehenauslösend, blutdrucksenkend, stimuliert Milchsynthese, „Glückshormon"

Der Gelbkörper befindet sich genau an der Stelle, an der das Ei aus dem Follikel gesprungen ist. Innerhalb der nächsten 14 Tage wird Progesteron die Gebärmutterschleimhaut auf das mögliche Einnisten des Embryos vorbereiten. Es gibt in der zweiten Zyklushälfte den Ton an und stoppt das östrogenbedingte Wachstum der Gebärmutterschleimhaut. Stattdessen schafft es nährstoffreiche Bedingungen. Bei einer gesunden Frau befinden sich diese beiden weiblichen Hormone in der Balance. Ein Übermaß an Gestagen erhöht den Appetit, fördert die Gewichtszunahme und bringt Müdigkeit, Depressionen, Verminderung der sexuellen Lust und Akne mit sich.

SEXUALITÄT – GANZ SCHÖN AUFWENDIG

Die Steuerung der hormonellen Vorgänge bei Mann und Frau ist außerordentlich kompliziert. Doch nur durch dieses ausgeklügelte Zusammenspiel kann die Natur gewährleisten, dass die Geschlechter tatsächlich erfolgreich zueinander finden und die Fortpflanzung glückt. Das Thema Sex ist damit – wie jeder weiß – noch lange nicht erschöpfend behandelt. Erst Liebe und Leidenschaft halten die Welt in Gang. Was es mit der Lust bei den Frauen der Schöpfung auf sich hat, werden Sie unter anderem im folgenden Kapitel erfahren.

Ganz und gar Frau

DIE WEIBLICHEN GESCHLECHTSORGANE

■ Die Schönheit der Vulva

Das weibliche Genital, das ist neben der Scheide auch die Schamspalte, sieht bei jeder Frau etwas anders aus. Mal rosig, rot oder leicht bräunlich, langgezogen oder eher rund wie ein kleiner Tintenfisch. Bei den Händen halten wir individuelle Unterschiede für selbstverständlich; im Intimbereich ist sich manche Frau ihrer eigenen Schönheit dagegen gar nicht bewusst. Die Vulva wird mit ihren feucht schimmernden Hautfalten poetisch als Liebesgrotte beschrieben. Auch der Geruch der Scheide kann sehr angenehm sein, vorausgesetzt

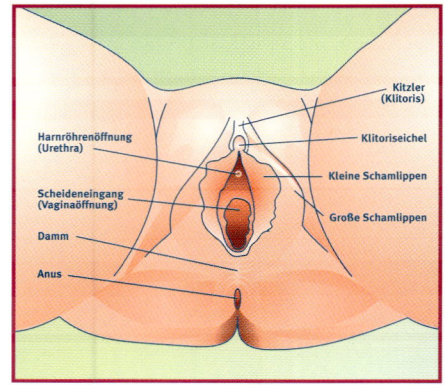

Das weibliche Genital von unten. Zu erkennen sind die Schamlippen, die Klitoris, der Scheideneingang sowie die Harnröhrenöffnung, Damm und Anus.

Die weiblichen Geschlechtsorgane im seitlichen Längsschnitt.

sie ist sauber. Erschnuppern Sie doch einmal Ihren eigenen Duft, indem Sie sich mit dem Finger berühren und diesen an die Nase halten. Feine Nasen nehmen übrigens sogar die feinen Geruchs- und Geschmacksunterschiede während des Zyklus wahr. Wir empfehlen, hier mit Fingern und Spiegel auf Entdeckungsreise zu gehen. Das kann gerade den Frauen helfen, die Schwierigkeiten haben, ihre Sexualität anzunehmen.

■ Seidenweiche Schamlippen

Neben dem Schamdreieck sind es die äußeren Schamlippen, die Labien, die ebenfalls behaart sind. Sie bilden einen Schutz für die Scheide, wobei sie bei Frauen, die bereits entbunden haben, weniger stark geschlossen sind. Die Innenseiten dieser gut mit Fett unterpolsterten Hautfalten sind mit empfindlicher Schleimhaut ausgekleidet. In den äußeren Schamlippen befinden sich Schwellkörper, die bei starker Durchblutung für pralle Spannung sorgen. Darunter befinden sich die kleinen Schamlippen. Diese bestehen aus Hautfalten. Sie sind seidenweich, frei beweglich und umschließen gemeinsam, als eine Art Häubchen, die knapp erbsengroß sichtbare Klitoris (Kitzler). Diese befindet sich am vorderen Ende der Schamspalte. Nach hinten verlaufen die kleinen Schamlippen in eine Hautfalte, die die beiden großen Schamlippen miteinander verbindet und den Scheideneingang abgrenzt. Werden an dieser Stelle die kleinen Schamlippen auseinandergefaltet, so sieht man den Vorhof zur Scheide mit dem Ausgang der Harnröhre, dessen feine Öffnung kaum zu erkennen ist.

Der Schwellkörperanteil der Klitoris ist sogar größer als der des männlichen Glieds.

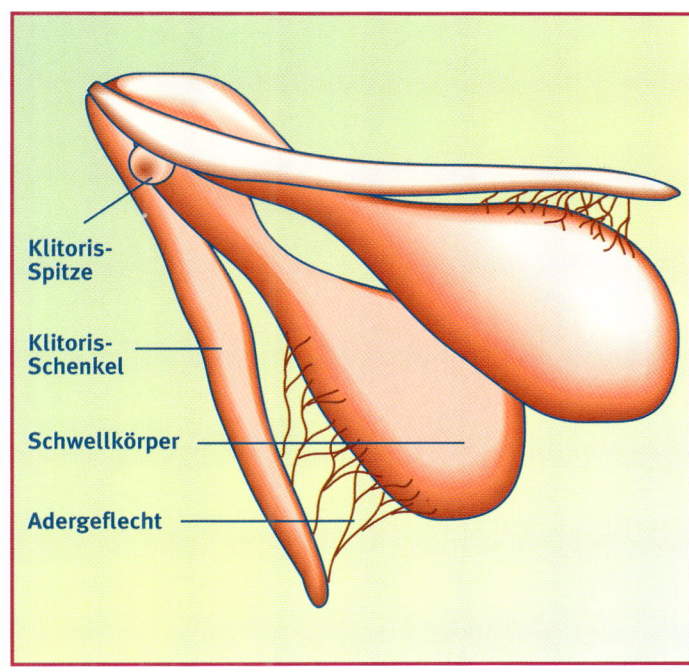

Klitoris-Spitze

Klitoris-Schenkel

Schwellkörper

Adergeflecht

■ Scheide, Kitzler und Schamlippen: Organe für die Lust

Während zumindest die äußeren Schamlippen noch eine Schutzfunktion haben, sind die kleinen Schamlippen und ganz besonders der Kitzler für die sexuelle Erregung zuständig (*siehe Seite 53ff.*). Die Bartholin-Drüsen produzieren ein Sekret, das den Genitalbereich befeuchtet. Manche Frauen produzieren sehr viel von diesem Gleitsekret, andere hingegen eher wenig. Mit unseren Gleitcremes (*siehe Seite 58*) lässt sich das Sekret unterstützen.

Wie der Penis des Mannes, dem sie ja entspricht, hat auch die Klitoris eine Vorhaut, eine rosafarbene Eichel, auch Glans genannt, und einen Schaft. Noch vor nicht allzu langer Zeit gingen selbst Mediziner davon aus, dass dieser weitgehend sichtbare Teil praktisch die komplette Klitoris sei. Vor drei Jahren entdeckte erst die australische Urologin Helen O'Connell die wahre Größe dieses Organs (*siehe Abb. oben*). So reichen die beiden erregbaren Schwellkörper des Kitzlers bis zu neun Zentimeter ins Körperinnere. Sie umschließen die Harnröhre und schmiegen sich an einigen Stellen an die Scheidenvor-

derwand. Damit ist der Schwellkörperanteil der Klitoris sogar größer als der des männlichen Glieds. Der Kitzler ist von Blutgefäßen und hochsensiblen Nervenenden durchzogen. Beim Vorspiel lieben es die meisten Frauen, dort direkt oder indirekt stimuliert zu werden. Dadurch schwillt das Gewebe an und die Klitoris zieht sich in Richtung Schambein zurück. Auf dem Gipfel der Lust löst sie den Orgasmus aus.

Die Vagina: Der Weg ins Leben

Die Vagina nimmt beim Geschlechtsverkehr den Penis und das Sperma auf. Für ein Neugeborenes bildet sie den Geburtskanal und damit den Weg ins Leben. Normalerweise liegen Vorder- und Rückwand der aus fester Muskulatur bestehenden Scheide aneinander und bilden somit einen Verschluss. Beim Baden dringt deshalb dort auch kein Wasser ein. Am Ende der zehn bis zwölf Zentimeter langen Scheide befindet sich die Gebärmutter. Diese lässt sich bei den meisten Frauen mit dem Finger gut ertasten. Die Scheide ist extrem dehnbar, aber fast empfindungslos. Lediglich der so genannte G-Punkt ist davon ausgenommen (siehe Seite 56).

Die Scheidenschleimhaut: Saures Milieu hält gesund

Innen ist die Scheide mit Schleimhaut ausgekleidet. Diese ist nicht glatt, sondern bildet ein Relief aus hauptsächlich quergestellten Faltenreihen. Die Schleimhaut enthält keinerlei Drüsen. Ihre Befeuchtung erfolgt durch ein Sekret, das aus abgestoßenen Epithelzellen besteht, die von Bakterien verflüssigt werden. Dieser Vorgang ermöglicht der gesunden Scheide die selbsttätige Reinigung und beugt zudem Infektionen vor. Die Scheidenbakterien werden Döderleinsche Bakterien genannt. Sie zählen zu den Milchsäurebakterien. Das bedeutet, dass sie ihre Nahrung, in diesem Fall das Glykogen aus den abgeschliffenen Zellen, zu Milchsäure verdauen können. Diese Milchsäure sorgt dafür, dass das weißliche Scheidensekret sauer reagiert.

Der Säuregrad bewegt sich dabei zwischen pH 3,5 und pH 5, was sogar saurer als Speiseessig ist. Die meisten Infektionskeime können dieses Milieu nicht überleben. Selbst die Spermien des Mannes werden mit der Zeit durch das saure Milieu im Scheidensekret gelähmt oder abgetötet, sofern es ihnen nicht gelingt, in den schützenden Schleim des Gebärmutterhalses vorzudringen.

Milchsäurebakterien – wertvolle Mitbewohner

Milchsäurebakterien besiedeln nicht nur die Scheide, sondern bewohnen auch die Darmschleimhäute. Dort stimulieren sie den im Darm befindlichen Teil des Immunsystems. Außerdem verhindern diese Mikroben, dass sich für den Körper ungünstige Keime vermehren, indem sie sie von ihrem Platz verdrängen. In der Scheide erfüllen die Milchsäurebakterien u.a. auch diese Aufgabe. Auch außerhalb des Körpers kommen sie vor. Sie sind nämlich in nahezu allen Milchprodukten, also Joghurt, Quark, Dickmilch, Käse usw., enthalten. Dabei gibt es besonders günstige, so genannte probiotische Milchsäurebakterien, die bei einer Mahlzeit sogar die Passage durch den Magen und seine aggressiven Verdauungssäfte überleben, so dass sie sich im Darm ansiedeln können. Bei unserer probiotischen Joghurtkultur LaBiDa, der Sauermilchkultur ProBiDa und unserer Kefirkultur KeFiDa haben wir

auf dieses Prinzip gesetzt. Genaueres dazu sowie viele interessante Rezepte finden Sie in dem Hobbythekbuch „Joghurt, Quark und Käse".

Nach dem Urlaub am Meer, dem Whirlpoolbesuch oder der Menstruation kann die Scheidenflora angegriffen sein. Ein einfaches Mittel, diese wieder zu regenerieren, ist das Scheidentampon. Dazu benötigen Sie zunächst einen Joghurt mit lebenden Milchsäurebakterienkulturen. Wir empfehlen unseren LaBiDa-Joghurt. Der ist schnell zubereitet.

LaBiDa-Joghurt	
1 kl. Msp.	LaBiDa-Kultur
1 l	H-Milch oder frisch abgekochte und wieder abgekühlte Frischmilch

Milch in die Kammer des Joghurtbereiters geben, LaBiDa-Kultur unterrühren und 14 Stunden bei ca. 38 – 40 °C fermentieren. Bei Mehrkammergeräten die Milch zunächst in eine Schüssel geben und dort mit der Joghurtkultur animpfen. Eine halbe Stunde ruhen lassen, damit die Joghurt-Bakterien sich gleichmäßig verteilen können. In Portionsgläser der Joghurtmaschine geben und fermentieren.

Joghurttampons für die Vagina

Nehmen Sie ein Tampon „normal" oder „mini", tunken Sie dieses in zimmerwarmen Joghurt und führen Sie es in die Scheide ein. Sie können ein solches Tampon ein- bis zweimal am Tag einführen und mehrere Stunden dort lassen, aber nicht länger als sechs bis acht Stunden. Nach spätestens einer Woche sollten die Beschwerden (Brennen, Juckreiz) abgeklungen sein. Frauen, die zu vaginalen Entzündungen neigen, ist angeraten, anstelle des Tampons lieber einen Applikator zu verwenden. Mit diesem wird der Joghurt im Liegen in die Scheide gebracht.

LaBiDa-Vaginalkapseln

Sie können auch eine winzige Messerspitze der LaBiDa-Kultur in eine Gelatinekapsel füllen. Danach wird die Kapsel geschlossen und in die Scheide eingeführt. Dort löst sie sich durch die Scheidenflüssigkeit auf und setzt die LaBiDa-Kultur frei. Am besten verwenden Sie die Kapseln abends, wenn Sie zu Bett gehen. Leere Gelatinekapseln erhalten Sie bei den im Anhang aufgeführten Bezugsquellen.

Scheidentrockenheit und Jucken

Eine angegriffene Scheidenflora kann sich als Scheidentrockenheit bemerkbar

Um die Scheidenflora wieder zu regenerieren, empfehlen wir die Joghurttampons für die Vagina: Tampon einfach in den LaBiDa-Joghurt tauchen und in die Scheide einführen.

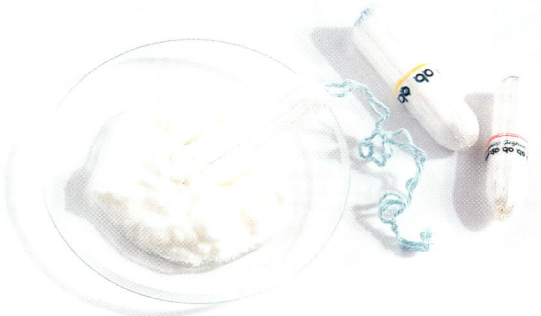

machen. Für die nötige Feuchtigkeit können hier, neben einem Gel (*siehe Seite 58f.*), auch harmonisierende Scheidenzäpfchen sorgen. Ist die Scheidentrockenheit auf die hormonellen Umstellungen während der Wechseljahre zurückzuführen, kann das Problem chronisch sein. Dann müssen ggf. zusätzliche Wege (*siehe Seite 26ff.*) eingeschlagen werden. Jucken deutet häufig auf eine Pilzinfektion hin. Um das abzuklären sollte in jedem Fall ein Gynäkologe aufgesucht werden.

Milchsäurezäpfchen HT

(Für 15 Zäpfchen)

2 TL	oder 5 ml Kamillentee
4 g	gemahlene Gelatine
35 g	Glycerin
3 Tr.	Milchsäure

Zunächst eine kleine Menge, z.B. eine Tasse, Kamillentee zubereiten. Dazu einen Teelöffel Kamillenblüten oder einen Teebeutel mit kochendem Wasser übergießen und zehn Minuten stehen lassen. Durch ein Sieb gießen bzw. Teebeutel entfernen und benötigte Portion abfüllen. Der restliche Tee kann getrunken werden. Gelatine (vom Schwein) in der abgenommenen Portion in einem kleinen Becherglas quellen lassen, dann das in einem zweiten Becherglas auf der Herdplatte auf 60 – 70 °C erwärmte Glycerin zusetzen und rühren, bis sich eine Lösung bildet. Milchsäure zutropfen, umrühren und Flüssigkeit sofort in eine Einmalzäpfchenform füllen. Zum Erkalten aufrecht in den Kühlschrank stellen. Zäpfchenoberkante mit dem Messer glatt schneiden und mit Klebeband verschließen. Diese Zäpfchen beruhigen die Scheide und können ein- bis zweimal am Tag verwendet werden. Günstig ist dies abends im Bett, da im Liegen kaum Zäpfchenmasse aus der Scheide heraus läuft. Tagsüber sollten Sie zur Sicherheit eine Slipeinlage tragen.

Scheidenzäpfchen gegen Juckreiz

(Für 15 Zäpfchen)

5 ml	oder
2 TL	starker grüner Tee
4 g	gemahlene Gelatine
35 g	Glycerin
3 Tr.	Teebaumöl

Zunächst eine kleine Menge, z.B. eine Tasse, grünen Tee zubereiten. Dazu einen halben Teelöffel Grünteeblätter mit ca. 80 °C heißem Wasser übergießen und zehn Minuten stehen lassen. Durch ein Sieb gießen und benötigte Portion abfüllen. Der restliche Tee kann getrunken werden. Gelatine (vom Schwein) in der abgenommenen Teeportion in einem kleinen

Becherglas quellen lassen, dann das in einem zweiten Becherglas auf der Herdplatte auf 60 bis 70 °C erwärmte Glycerin zusetzen und rühren, bis sich eine Lösung bildet. Teebaumöl zutropfen, umrühren und Flüssigkeit sofort in eine Einmalzäpfchenform füllen. Zum Erkalten aufrecht in den Kühlschrank stellen. Zäpfchenoberkante mit dem Messer glatt schneiden und mit Klebeband verschließen.

Zäpfchen ein- bis zweimal am Tag verwenden. Der grüne Tee hat eine leicht gerbende Wirkung und macht die Vaginaschleimhaut so etwas unempfindlicher. Teebaumöl desinfiziert und nimmt fast augenblicklich den Juckreiz. Manche Frauen empfinden Teebaumöl im Intimbereich als leicht brennend. In diesem Fall sollten nur ca. ein bis zwei Tropfen verwendet werden. Sie können auch auf unsere Milchsäurezäpfchen ausweichen. Wen der Juckreiz insbesondere am äußeren Genital quält, dem sei ein Scheidengel oder eine Creme empfohlen. Wir setzen auf das Rezept für die Sanfte Gleitcreme HT (*siehe Seite 58*) oder die Milde Scheidenwundsalbe (*siehe Seite 60*).

■ **Gebärmutter und Eileiter**

Die Gebärmutter (Uterus) ist ein birnenförmiges Organ, das aus zwei Schichten besteht. Die äußere ist eine kräftige Muskelschicht, die innere ist die bereits angesprochene Schleimhaut, die erst das Einnisten des Embryos ermöglicht. Die Befruchtung der Eizelle findet übrigens nicht in der Gebärmutter selber statt, sondern bereits im Eileiter. Diese sind tubenförmige, muskulöse Schläuche, die

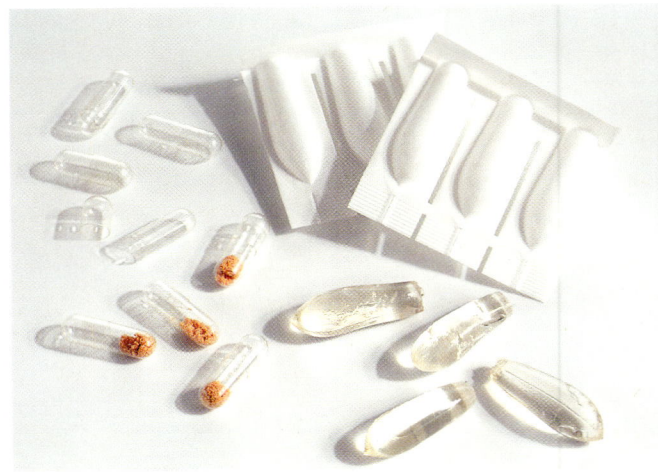

Weitere Möglichkeiten, die Scheidenflora wieder ins Gleichgewicht zu bringen, sind solche mit Wirkstoffen gefüllte Zäpfchen oder Kapseln.

mit einem trichterförmigen Eingang beginnen und in die Gebärmutter münden. Nachdem ein Spermium die Eizelle befruchtet hat, kommt es zur Verschmelzung des genetischen Materials. Nach den ersten Zellteilungen entsteht der Embryo (*siehe Seite 9*), der nun den Weg durch den Eileiter in die Gebärmutter fortsetzt. Erst nach zwei bis drei Tagen wird sich dieser in der Gebärmutterschleimhaut einnisten, die zu diesem Zeitpunkt unter dem Einfluss des zweiten Geschlechtshormons Progesteron zu einer nährstoffreichen, gut durchbluteten Schicht geworden ist. Doch die Schwangerschaft stellt gewissermaßen den Ausnahmezustand im Leben einer Frau dar. Die andere Zeit ist geprägt von dem natürlichen Kreislauf des weiblichen Zyklus.

DER ZYKLUS DER FRAU

Rhythmische Hormonänderungen prägen das Leben einer jeden Frau. Dieser Zyklus äußert sich u.a. in der regelmäßig wiederkehrenden Monatsblutung. In früheren Zeiten, in denen es weder Kalender noch Uhren gab, nutzten die Menschen dieses Ereignis zur zeitlichen Orientierung, so wie die Phasen des Mondes.

■ **Sprung in den Eileiter**

In den etwa walnussgroßen Eierstöcken reift alle vier Wochen ein Eibläschen heran. Nach zehn bis 14 Tagen platzt die reife Eizelle aus diesem Follikel heraus. Das ist der Eisprung. Auf dem Weg der Eizelle muss zum einen der Raum zwischen Eierstock und dem Auffangtrichter des Eileiters überwunden, zum anderen muss das dazwischen liegende Bauchfell „durch-

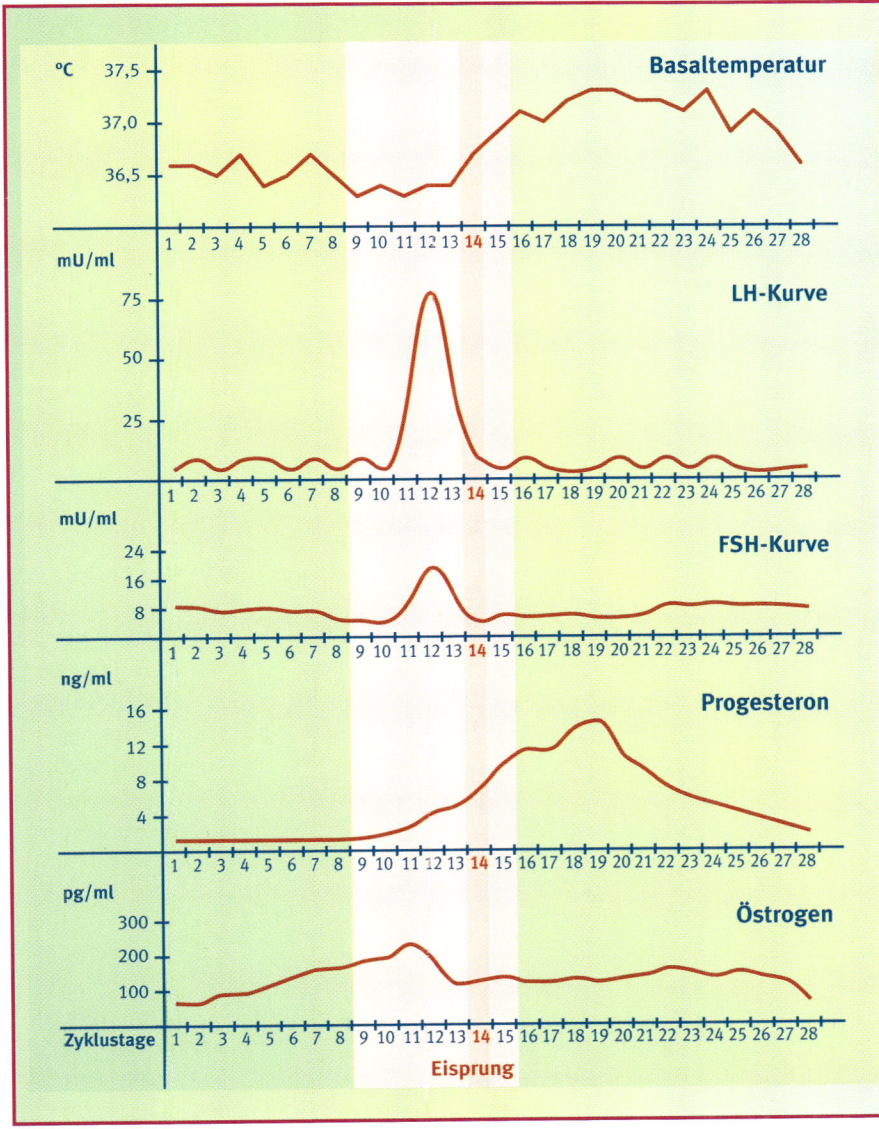

Basaltemperatur

°C 37,5
37,0
36,5

1 2 3 4 5 6 7 8 9 10 11 12 13 **14** 15 16 17 18 19 20 21 22 23 24 25 26 27 28

mU/ml

LH-Kurve

75
50
25

1 2 3 4 5 6 7 8 9 10 11 12 13 **14** 15 16 17 18 19 20 21 22 23 24 25 26 27 28

mU/ml

FSH-Kurve

24
16
8

1 2 3 4 5 6 7 8 9 10 11 12 13 **14** 15 16 17 18 19 20 21 22 23 24 25 26 27 28

ng/ml

Progesteron

16
12
8
4

1 2 3 4 5 6 7 8 9 10 11 12 13 **14** 15 16 17 18 19 20 21 22 23 24 25 26 27 28

pg/ml

Östrogen

300
200
100

Zyklustage 1 2 3 4 5 6 7 8 9 10 11 12 13 **14** 15 16 17 18 19 20 21 22 23 24 25 26 27 28

Eisprung

Hormonproduktion und Temperaturanstieg während des Zyklus.

schlagen" werden. Manche Frauen spüren dies als kurzen Schmerz. Sogar die Seite des Eierstocks können einige von ihnen lokalisieren. Mit der nun folgenden Wanderung durch den Eileiter dauert der ganze Vorgang drei bis vier Tage.

■ Die Monatsblutung: Entsorgung abgestorbener Zellen

Wird die Eizelle nicht befruchtet, signalisiert das dem Körper, sich auf den nächsten Zyklus einzustellen: die Östrogen- und Gelbkörperhormonproduktion wird gestoppt. Die feinen Gefäße der Gebärmutterschleimhaut bluten. Die Zellen der obersten Schleimhautschicht können sich auf diese Weise ablösen. Damit beginnt die Menstruation, die rund fünf Tage dauert. Bereits während der Regel beginnt ein neues Eibläschen, Östrogen zu bilden. Sobald davon eine gewisse Menge im Blutkreislauf zirkuliert und die Gebärmutterschleimhaut vollständig ausgeschieden ist, hört die Blutung auf. Danach beginnt die Gebärmutter erneut, Schleimhaut aufzubauen.

Bei der normalen Monatsblutung verliert die Frau zwischen 60 und 120 ml Blut. Das ist nicht mal ein halbes Kölschglas (0,2 l) voll. Probleme kann die Menses trotzdem bereiten, denn der Höhepunkt der Blutung findet bei den meisten Frauen am zweiten Tag statt, oft sogar binnen weniger Stunden. In dieser Zeit sind die Schmerzen, die in den Kontraktionen der Gebärmutter ihre Ursache haben, am stärksten. Es gibt Frauen, die weitaus mehr Blut verlieren. So können Zysten, Myome, Polypen (*siehe Seite 34*), Endometriose (*siehe Seite 57*),

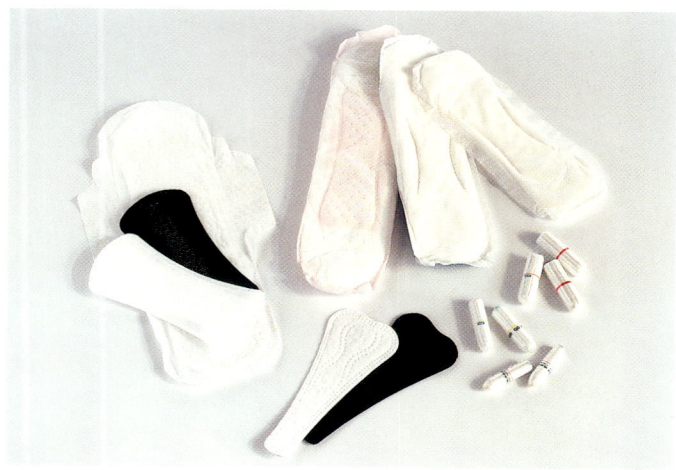

Eine Vielzahl von Hygieneprodukten erleichtert den Frauen heute die Zeit der Periode. Erst 1926 gab es die erste Wegwerfbinde in Deutschland, 24 Jahre später das Tampon – ein ungeheurer Fortschritt für die Frauen der damaligen Zeit.

aber auch die Spirale (*siehe Seite 65*) zu verstärkten Blutungen führen.

Dies ist immer ein Grund, den Frauenarzt aufzusuchen.

Tampons – schnell und bequem

Wie gut haben es doch wir modernen Frauen gegenüber unseren Vorfahrinnen. Die mussten nicht nur Babywindeln, sondern auch ihre Monatsbinden waschen. Diese bestanden meist aus Baumwolle. Erst 1926 gab es die erste Wegwerfbinde in Deutschland. Der Tampon brauchte noch weitere 24 Jahre, um auf den deutschen Markt zu kommen. Längst setzt allmonatlich die Mehrzahl der Frauen auf diesen gepressten Zellstoffpfropf, um die Blutung aufzusaugen. Von „mini" bis „extra" gibt es für jede Frau das passende Tampon. Nach sechs Stunden sollte ein Tampon unbedingt gewechselt werden, da es zu störenden Geruchsentwicklungen durch das sich

zersetzende Blut kommt und das Infektionsrisiko steigt. Dass die Watteröllchen giftige Stoffe wie Dioxin oder Asbest enthalten, fanden wir durch unsere Recherchen nicht bestätigt. Dies konnte mit keiner Untersuchung belegt werden.

Bei einer starken Blutung ist es sinnvoll, Tampon und Monatsbinde zu kombinieren. Binden sollten ebenfalls nach sechs Stunden erneuert werden. Auch die Slipeinlage kann hier das Tampon unterstützen und bei ausklingender Blutung dieses ersetzen. Bei Slipeinlagen bitte darauf achten, dass sie keine Plastikfolie besitzen. Diese führt zu einem ungesunden Mikroklima im Vaginalbereich, das Pilzinfektionen und Juckreiz begünstigt.

Hygiene ist während der Menstruation besonders wichtig. Sie können sich dort morgens und abends mit unserer Intimlotion (*siehe Seite 68*) reinigen. Auf jeden Fall ist luftdurchlässige Baumwollwäsche ratsam.

■ Menstruationsschmerzen lindern

Jede Frau hat wohl schon einmal unter Menstruationsschmerzen und -krämpfen gelitten. Da die Gebärmutter keine Empfindungsnerven besitzt, schmerzt übrigens nicht sie, sondern das Bauchfell. Es umfasst den Uterus wie eine Kapsel. Leichte Schmerzen begleiten die Menses fast immer. Neben der Endometriose (*siehe Seite 57*) können eine abgeknickte Gebärmutter, Eileiter- und Eierstockprobleme, eine vorangegangene Operation, eine Fehlgeburt oder zu starke körperliche Arbeit die Ursache sein. Auch die Hormone können hier eine Rolle spielen, vor allem das Oxytocin. Wird es in zu großen Mengen im Zwischenhirn gebildet, kann es Wehen auslösen und den Milchfluss anregen. Neben Unterleibskrämpfen wird es aufgrund seiner blutdrucksenkenden Wirkung auch für menstruelle Kopfschmerzen verantwortlich gemacht. Manche Frauen produzieren während der Blutung auch zu viele Prostaglandine in der Gebärmutter. Das sind hormonähnliche Substanzen, die beim Gebären die Wehen mit auslösen, in Gang halten und für Gebärmutterkontraktionen sorgen. Bei stärkeren Schmerzen müssen die Ursachen ärztlich abgeklärt werden.

Wärme wirkt Wunder

Wenn Sie ansonsten gesund sind, gibt es eine Menge Mittel, um Menstruationsbeschwerden zu lindern. Wärme für den Unterleib kann während der Tage bereits

Wunder wirken. Neben einer Wärmflasche können so genannte Kirschkern- oder Getreidekissen wohl tun. Dazu werden diese für fünf bis zehn Minuten im Backofen bei ca. 150 °C aufgeheizt oder eine Minute in der Mikrowelle bei ca. 600 Watt. Längere Zeit dauert die Erwärmung auf einem heißen Heizkörper. Niemals darf das Kissen wegen der entstehenden Brandgefahr auf einen Ofen gelegt werden. Träufeln Sie auf das warme Kissen einige Tropfen der Menstruationstropfen aus der Aromatherapie und legen Sie es auf den Unterleib – eine Wohltat. Die ätherische Ölmischung lässt sich auch auf eine Wärmflasche mit Bezug tröpfeln.

und hilft bei Völlegefühl im Bauch. Beim Rosenöl kann zwar auf das naturidentische zurückgegriffen werden. Es ist preiswerter, stärkt jedoch weitaus geringer das Nervensystem als das teure Original.
Tipp: Nehmen Sie fünf Tropfen echtes Rosenöl und ergänzen Sie den Rest mit naturidentischem. Muskatellersalbei hebt die Stimmung und entspannt, genau wie das Oreganoöl. Grapefruit duftet angenehm und tonisiert.

Die Menstruation ist eine Zeit, in der jede Frau besonders gut für sich sorgen sollte. Neben der Wärme sind es Ruhe, viel Schlaf und ein entspannender Tee, die Hilfe leisten.

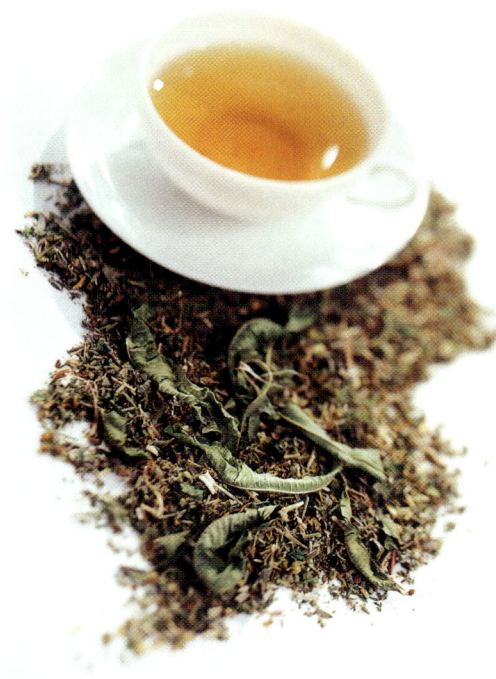

Menstruationstropfen aus der Aromatherapie

2 Teile	(z.B. 20 Tr.) Zypressenöl (*Cupressus sempervirens*)
2 Teile	(z.B. 20 Tr.) Rosenöl (*Rosa damascene*)
1 Teil	(z.B. 10 Tr.) Muskatellersalbei (*Salvia sclarea*)
1 Teil	(z.B. 10 Tr.) Oreganoöl (*Oreganum vulgaris*)
4 Teile	(z.B. 40 Tr.) Grapefruitöl (*Citrus paradisi*)

Menstruationstee

10 g	Schafgarbenkraut (*Achillea millefolium*)
10 g	Gänsefingerkraut (*Potentilla anserina*)
10 g	Hirtentäschelkraut (*Capsella bursa-pastoris*)
10 g	Fenchelfrüchte (*Foeniculum vulgaris*)
10 g	Zitronenverbenae (*Lippia triphylla*)
10 g	Mutterkraut (*Chrysanthemum parthenium*)

Unser Menstruationstee entspannt und lindert schmerzhafte Regelbeschwerden.

Bestandteile miteinander vermischen und in eine dunkle Vorratsflasche füllen. Sie können aber auch einen Teil der Ölmischung mit neun Teilen von einem hautfreundlichen fetten Öl, wie etwa Jojoba- oder Olivenöl, verdünnen und damit den unteren Bauch leicht massieren. Zypressenöl reguliert die Stoffwechselfunktionen

Bestandteile in einer Schüssel vorsichtig miteinander vermischen. Pro Tasse ein bis zwei Teelöffel voll mit kochendem Wasser überbrühen und zehn Minuten ziehen las-

sen. Danach durch ein Sieb geben und bis zu drei Tassen am Tag in kleinen Schlucken genießen. Schafgarbe lindert die Blutung, Gänsefinger- und Hirtentäschelkraut wirken, genau wie die Fenchelfrüchte, entkrampfend, Hirtentäschelkraut beruhigt zudem auch die Nerven. Mutterkraut hemmt die Prostaglandinproduktion und ist damit ein gutes Mittel gegen schmerzhafte Menstruationsbeschwerden. Zitronenverbenae sorgt für einen guten Teegeschmack und erfrischt.

Körperliche Liebe gegen den Schmerz

Lockernde Übungen während der Menstruation entkrampfen. Vielleicht versuchen Sie es einmal mit Bauchtanz. Orientalische Frauen tanzen nicht nur für ihre Männer, sondern auch zu ihrem eigenen Vergnügen. Ihr Körper dankt es ihnen mit Entspannung. Insbesondere der Schimmi, die schnelle Zitterbewegung des Unterleibs, lockert die Geschlechtsorgane und wirkt Krämpfen entgegen. Körperliche Liebe, besonders wenn sie zum Höhepunkt führt, kann ebenso den Schmerz dämpfen. Falls Sie oder Ihr Partner an den Tagen lieber abstinent sind, erfüllt Selbstbefriedigung einen ähnlichen Zweck.

Niem und Hibiskus vertreiben Kopfschmerz

Häufig wird die Menstruationblutung von Kopfschmerzen begleitet. Hier leistet Kühle gute Dienste, wie z. B. ein kalter Nackenwickel.

Niemkompresse gegen Muskel- und Kopfschmerzen	
10 g	Niemblätter (*Azadirachta indica*)
10 g	Hibiskusblüten (*Hibiscus sabdariffa*)
200 g	Wasser

Geschnittene Niemblätter und Hibiskusblüten mit dem kochenden Wasser übergießen und eine halbe Stunde ziehen lassen. Sud durch ein Küchensieb geben und in einer Schüssel in den Kühlschrank stellen. Tauchen Sie ein kleines Handtuch in die kalte Flüssigkeit, bis es vollgesogen ist, leicht wringen und auf die Stirn bzw. in den Nacken legen.

Alternativ lässt sich ein kaltes Kissen mit Kirschkernen oder Getreidefüllung nehmen. Dazu muss das Kissen zuvor ca. eine Stunde in einer Plastiktüte in das Eis- oder Gefrierfach des Kühlschranks gelegt werden.

■ PMS – und die Laune ist im Keller

In der zweiten Zyklushälfte beginnen bei vielen Frauen die Beschwerden: Spannungsgefühle in den Brüsten und depressive Verstimmungen sind typische Symptome dieser Zeit. Sie leiden unter dem so genannten Prämenstruellen Syndrom. Nervosität, Niedergeschlagenheit, Erschöpfung und Konzentrationsmangel finden ein paar Tage vor Einsetzen der Blutung ihren vorläufigen Höhepunkt. Hormone haben dieses Befinden ausgelöst, genauer gesagt: das Ende der Gelbkörperhormonbildung.

Der folgende Tee kann Ihnen bei leichteren Formen des PMS helfen. Sollten sich die Symptome damit nicht lindern lassen, bitte unbedingt einen Arzt aufsuchen.

PMS-Tee	
10 g	Hopfen (*Humulus lupulus*)
10 g	Johanniskraut (*Hypericum perforatum*)
10 g	Frauenmantel (*Alchemilla vulgaris*)
20 g	getrocknete Aroniaschalen
20 g	Mönchspfeffer (*Vitex agnus-castus*)

Bestandteile in einer Schüssel vorsichtig vermischen. Pro Tasse ein bis zwei Teelöffel mit kochendem Wasser überbrühen und zehn Minuten ziehen lassen. Bis zu drei Tassen am Tag in kleinen Schlucken trinken. Dieser Tee kann auch nach einer Schwangerschaft regulierend auf die Stimmung und das Hormonsystem wirken. Die Bitterstoffe und das ätherische Öl des Hopfens fördern den Schlaf und wirken Unruhe und Angstzuständen entgegen. Johanniskraut zeigt eine antidepressive Wirkung (nach ca. dreiwöchiger Einnahme).

Achtung: Johanniskraut macht die Haut lichtempfindlich, es kann bei Einnahme

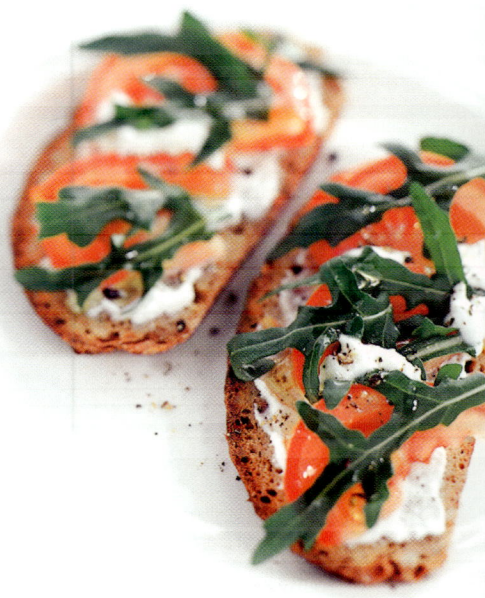

Die Frauenölmischung eignet sich ideal zu Brot. Pro Tag sollte mindestens ein Esslöffel davon eingenommen werden.

schneller zu einem Sonnenbrand kommen. Frauenmantel lindert Menstruations- und Kreuzbeschwerden. Aroniaschalen sorgen für einen fruchtigen Geschmack. Mönchspfeffer wirkt ausgleichend auf den Hormonhaushalt.

Auch die Ernährung kann das PMS zum Guten beeinflussen. Insbesondere die ungesättigten Fettsäuren aus Nachtkerzenöl und Borretschsamenöl wirken sehr harmonisierend. Sesamöl unterstützt die Stoffwechselprozesse und liefert wertvolles Calcium. Es besteht zu 85 % aus ungesättigten Fettsäuren. Wegen seines hohen Gehalts an Vitamin E ist es trotzdem gut haltbar. Sehr lecker ist auch die bräunliche Variante, gepresst aus gerösteten Kernen. Wir empfehlen unsere Frauenölmischung bei PMS, Menstruationsproblemen und Wechseljahrsbeschwerden.

Frauenölmischung HT

25 ml	Nachtkerzenöl
25 ml	Borretschsamenöl
50 ml	Sesamöl
8 Tr.	Antiranz

Öle zusammen geben und mit Antiranz gegen das Ranzigwerden schützen. Antiranz enthält Vitamine wie C und E, die die Oxidation der Öle verzögern, indem sie das Entstehen von aggressiven Peroxyden, die die Fettsäuren angreifen, unterbinden. Verwenden Sie die Ölmischung in erster Linie als Salatöl, zu Brot oder für andere kalte Speisen, nicht jedoch zum Braten. Pro Tag sollte mindestens ein Esslöffel davon eingenommen werden. Frauenölmischung im Kühlschrank aufbewahren.

SCHWANGERSCHAFT: ZEIT DER GUTEN HOFFNUNG

Vielleicht hat sich aber in der Gebärmutter bereits ein Embryo eingenistet. Die nährstoffreiche Schleimhaut des Uterus muss dann nicht abgestoßen werden – die Tage bleiben aus. Die Frau ist schwanger (und die Männer heutzutage oft gleich mit). Der Gelbkörper, also die Drüse im Eierstock, die nach dem Sprung des Eis zurückgeblieben ist, übernimmt die hormonelle Leitung der Frühschwangerschaft. Die Gebärmutterschleimhaut baut sich auf. Der Embryo schwimmt in einem von Gebärmutterschleimhaut umgebenen Nahrungssee. Die neu entstandene Frucht bildet als Hülle die so genannten Eihäute. Zwei dieser Eihäute werden von der Keimanlage und eine von der Schwangerschaftsschleimhaut der Gebärmutter, die auch Siebhaut heißt, gebildet. Auf diesem Weg findet ein enger Austausch zwischen mütterlichem und kindlichem Blutkreislauf statt, der im Aufbau begriffen ist. Diese Schicht ist die Plazenta. Sie versorgt das Ungeborene während der gesamten Schwangerschaft mit Nährstoffen. Zudem bildet sie mit der Plazentaschranke eine Barriere für Schadstoffe, indem sie den Fötus abschirmt. Leider können etliche Medikamente diese Barriere passieren. Rauchen, auch Passivrauchen, bewirkt eine Minderdurchblutung der Plazenta. Dadurch wird die Versorgung des Ungeborenen gefährdet. Neueste Untersuchungen zeigen, dass Alkohol, u. U. schon in geringsten Dosen, toxisch für das Kind sein kann. Während dieser Zeit der Schwangerschaft sollten deshalb Genussmittel wie Alkohol und Nikotin sowie Medikamente vermie-

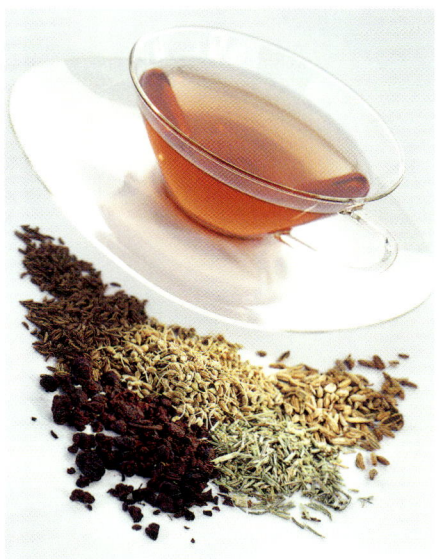

Unser Schwangerschaftstee ist eine leckere und gesunde Alternative zum gewohnten Kaffee oder schwarzen Tee, auf die in dieser Zeit verzichtet werden sollte.

den werden. Wer auf seinen Morgenkaffee nicht verzichten kann: bitte nicht mehr als eine Tasse pro Tag.

Viele Frauen empfinden während der Schwangerschaft ein Energie-Level zum Bäumeausreißen, vor allem im zweiten Drittel. Andere müssen mit kleineren oder größeren Beschwerden kämpfen, z. B. Übelkeit. Besonders in dieser Zeit sollte frau auf die Signale ihres Körpers hören.

■ Kleine Hilfen für werdende Mütter

Während der Schwangerschaft sollte weitgehend auf Kaffee oder schwarzen Tee verzichtet werden. Unser Schwanger-

schaftstee ist ein gut verträglicher Kräuter-
tee, der den Unterleib entspannt und leicht
entwässert.

Bestandteile mit zwei Esslöffeln in einer
Schüssel mischen und in eine Teedose, ein
dunkles Teeglas oder eine Papiertüte
füllen. Pro Tasse ein bis zwei Teelöffel mit
kochendem Wasser überbrühen und zehn
Minuten ziehen lassen. Danach durch ein
Sieb geben und genießen.
Der Tee wirkt durch Fenchel, Kümmel und
Anis gegen Blähungen und entkrampft
den Unterleib. Zinnkraut entwässert leicht,
die Aroniaschalen sorgen für einen fruchtig
frischen Geschmack und liefern zudem
viele sekundäre Pflanzenstoffe, denen eine
gesundheitsfördernde Wirkung nachgesagt
wird.

Schwangerschaftsstreifen –
Spuren der Schwangerschaft

Während der Schwangerschaft wird der
Bauch enorm gedehnt. In vielen Fällen
enstehen rötlich-blaue Schwangerschaftsstreifen, die später gelblich-weiß werden
und sichtbar bleiben. Aber auch an den
Hüften, Beinen und Brüsten können die
elastischen Gewebefasern geschädigt werden. Unser Massageöl bereitet die Haut
auf die Belastung durch die Schwangerschaft vor und kann damit den ungeliebten
Hautveränderungen vorbeugen.

Neutralöl, Algenöl, Pro Vit F, Mandarinenöl
und Vitamin-E-natürlich in einem Becherglas vermischen und in eine dunkle Flasche
füllen. Mandarinenöl vitalisiert die Haut.
Algenöl und Neutralöl sorgen für eine
intensive Versorgung mit hautfreundlichen
Fetten. Pro Vit F liefert ungesättigte, freie
Fettsäuren. Günstig gegen Schwangerschaftsstreifen wirken sanfte Zupfmassa-
gen an Bauch, Brüsten und Oberschenkeln.
Achtung: Insbesondere in den ersten drei
Monaten nur sehr vorsichtig massieren,
andernfalls könnte bei der Bauchmassage
eine Fehlgeburt ausgelöst werden.

Vielen Frauen ist in den ersten drei Monaten der Schwangerschaft nach dem
Aufwachen indes gar nicht wohl zumute.
Der Grund heißt morgendliche Übelkeit,
die oftmals mit Erbrechen einhergeht und
durch die hormonelle Umstellung entsteht.
Die folgende Schnuppermischung lindert
die Symptome. Auch bei Reisekrankheit
kann sie helfen.

Bestandteile zusammengeben und in eine
dunkle Vorratsflasche füllen. Bei Übelkeit
einfach einige Tropfen auf ein Papier-
taschentuch tröpfeln und unter die Nase
halten. Bei Bedarf mehrmals wiederholen.

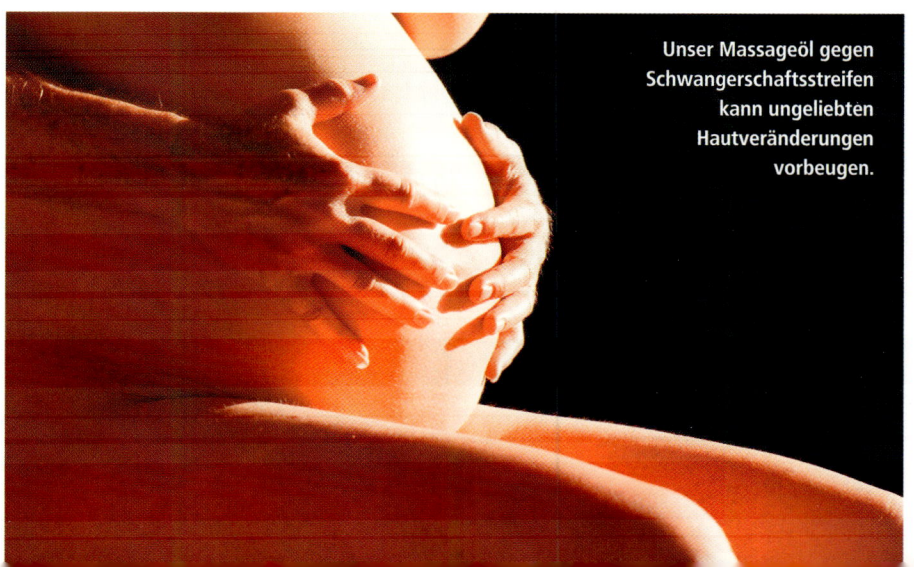

Unser Massageöl gegen
Schwangerschaftsstreifen
kann ungeliebten
Hautveränderungen
vorbeugen.

Die Mischung hat einen angenehmen, anregenden Duft, der Übelkeitssymptomen entgegen wirkt.

■ Der Damm – schützende Barriere mit Riss-Gefahr

Zwischen dem Eingang zur Vagina und dem After befindet sich der Damm. Er bildet eine wichtige Grenze zwischen diesen Organen und verhindert, dass Mikroorganismen aus dem Darm in die Scheide gelangen (siehe Seite 68). Der Damm wird von der Beckenmuskulatur gebildet und ist sehr dehnbar. Trotzdem besteht während der Geburtsarbeit die Gefahr eines Dammrisses. Das kann viele Gründe haben, z.B. ein zu großer Kopf des Kindes, fehlende Vorbereitung des Damms auf die Strapazen der Entbindung oder schlicht ein schlechter Dammschutz während der Niederkunft. Ein Dammschnitt ist daher häufig unumgänglich. Neuerdings wird in vielen Fällen sogar auf einen natürlichen, kontrollierten Dammriss gesetzt, der gegenüber dem Dammschnitt besser verheilen soll.

Dammmassage statt Dammschnitt

Eine spezielle Dammmassage kann sehr dazu beitragen, ein Reißen zu verhindern. Damit sollte bereits sechs bis acht Wochen vor dem Geburtstermin begonnen werden. Zunächst sitzend den Damm mit sauberen Händen mit dem Damm- und Brustwarzenöl (siehe rechts) einreiben. Damm zwischen Daumen und Zeigefinger nehmen und vorsichtig massieren, so dass es angenehm ist. Sollte der Bauch im Weg sein, lässt sich auf der Seite liegend der Damm vom Rücken bzw. Po aus massieren. Diese Massage zunächst alle zwei Tage, kurz vor der Geburt jeden Tag wiederholen. Achten Sie während der Massage wegen der Infektionsgefahr darauf, nicht an die Vagina zu kommen.

Damm- und Brustwarzenöl	
3 ml	Johanniskrautöl (*Hypericum officinalis*)
6 ml	Neutralöl
1 Msp.	Vitamin-E-natürlich

Öle miteinander vermischen und Vitamin-E-natürlich unterrühren. Damm- und Brustwarzenöl in eine kleine dunkle Flasche füllen. Das Öl eignet sich sowohl zur Massage des Damms als auch zur Pflege der Brustwarzen beim Stillen. Öl vorsichtig mit dem Finger unter kreisenden Bewegungen auf den Damm oder den Brustwarzen verteilen. Das rote Johanniskrautöl besteht aus gepressten Johanniskrautblüten in fettem Erdnussöl gelöst. Johanniskrautöl macht das Gewebe weich und geschmeidig und wirkt beruhigend. Neutralöl wird aus Kokos- und Palmkernöl gewonnen. Es lässt sich besonders gut auf der Haut verteilen.

Achtung: Wenn das Brustwarzenöl während der Zeit des Stillens verwendet wird, muss es nach dem Trinken einmassiert werden. Andernfalls könnte der ölige Geschmack den Säugling stören; außerdem wäre es möglich, dass das Kind zuviel Vitamin E aufnimmt.

Zur Unterstützung, aber auch zur Geburtsnachsorge eignet sich unser Sitzbad für den Damm.

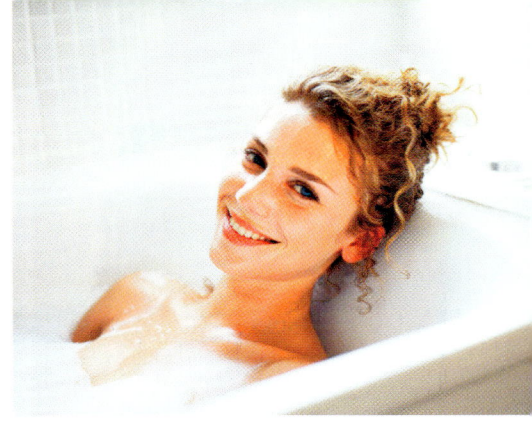

Das Sitzbad für den Damm eignet sich zur Geburtsnachsorge, sollte jedoch nur nach Absprache mit dem Arzt oder der Hebamme genommen werden.

Sitzbad für den Damm	
70 ml	Neutralöl
10 ml	Johanniskrautöl (*Hypericum officinalis*)
10 ml	Mulsifan
5 ml	Zitronenöl (*Citrus limon*)
5 ml	Calendulaextrakt

Bestandteile miteinander vermischen, fertig. Für ein Sitzbad sind ein bis zwei Esslöffel Badezusatz ausreichend. Sollten Sie das Bad im Bidet verwenden, so sind bereits ein bis zwei Teelöffel genug. Badezusatz vor dem Gebrauch umschütteln. Auch hier setzen wir auf die gewebelockernde Wirkung des Johanniskrautöls. Neutralöl und Calendula (Ringelblumenextrakt) pflegen die zarte Haut am Damm. Zitronenöl sorgt für einen guten Duft und ist leicht desinfizierend.

Bei einigen Frauen kann es reizend und allergisierend wirken und sollte dann weggelassen werden.

DIE WECHSELJAHRE: EIN NEUER LEBENSABSCHNITT BEGINNT

Wenn die fruchtbaren Jahre einer Frau sich dem Ende zuneigen, geht das meist nicht ohne körperliche und seelische Probleme einher. Die Wechseljahre beginnen, wenn die Follikel (*siehe Seite 12*) aus den Eierstöcken fast oder sogar ganz aufgebraucht sind. Das ist normalerweise im fünften Lebensjahrzehnt der Fall. Es heißt, dass eine frühe Menarche mit einem späten Eintritt in die Wechseljahre einhergeht, eine späte Menarche hat dagegen ein frühes Klimakterium zur Folge.

■ Wechseljahre – Wechselzeit

Schon einige Jahre, bevor die eigentlichen Wechseljahre beginnen, verkürzt sich bei den meisten Frauen der Zyklus. Der Eisprung erfolgt nicht mehr jeden Monat. Die Blutungen können unabhängig davon heftiger werden. Diese Zeit wird als Präklimakterium bezeichnet. Die eigentlichen Wechseljahre beginnen mit dem Rückgang der Östrogenproduktion. Die Blutungen werden unregelmäßiger. Später verringert sich die Progesteronproduktion ebenfalls. Damit endet der hormonelle Rhythmus, der den weiblichen Zyklus ca. 420-mal in Gang gehalten hat. Die Menstruation bleibt aus, die Frau beendet ihre fruchtbare Phase. An der Psyche der meisten Frauen gehen diese Prozesse nicht spurlos vorbei. Häufig wird dies völlig ungerechtfertigt mit einem Verlust an Weiblichkeit gleichgesetzt. Das muss nicht so sein. Sexuelle Empfindungsfähigkeit und auch weibliche Attraktivität können – unabhängig vom Hormonspiegel – erhalten bleiben. Zudem

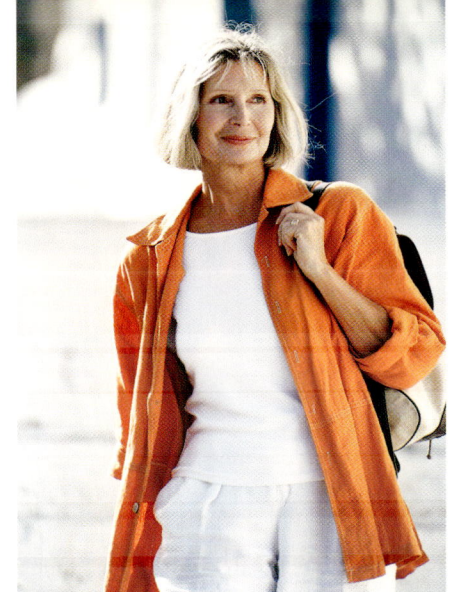

Die Wechseljahre werden oft mit einem Verlust an Weiblichkeit gleichgesetzt. Sie müssen aber keine Auswirkungen auf die weibliche Attraktivität oder sexuelle Empfindung haben.

ist das Thema Empfängnisverhütung endgültig vom Tisch. Bisweilen müssen allerdings Lebensziele neu gesteckt werden, etwa wenn sich endgültig von einem unerfüllten Kinderwunsch verabschiedet werden muss.

■ Ein Frauenleben lang feste Knochen

Zum Zeitpunkt der Wechseljahre entwickeln ca. ein Drittel aller Frauen eine Osteoporose, das heißt die Knochen entkalken und werden porös. Begünstigt wird diese Krankheit durch den absinkenden Östrogenspiegel, der eng mit dem Calcium-Stoffwechsel verbunden ist. Ohne Therapie besteht bei den betroffenen Frauen ein höheres Risiko für Knochenbrüche. Außerdem kann sich mit

der Zeit aus diesem Mangel ein Altersbuckel entwickeln. Der Arzt ermittelt heute z.B. mit Ultraschall die Knochendichte. Bei positivem Befund besteht die Möglichkeit, durch Calcium- und Vitamin-D-Gaben den Knochen wieder aufzubauen. Am ehesten sollte man jedoch auf eine wirksame Prävention, am besten bereits in den Dreißigern, setzen. Viel Bewegung und ein Speisezettel mit Milchprodukten (Quark, Joghurt, Buttermilch etc.) sorgen für starke Knochen ein Leben lang. Frauenärzte verordnen inzwischen immer häufiger Phytohormone (*siehe Seite 29*). Diese hormonähnlichen Substanzen, die dem Körper die Vorteile von Hormonen bringen, nicht aber deren Nachteile, stecken in unseren Vital-Crispies HT. Die Crispies (*siehe Seite 31*) können ebenfalls einer Osteoporose vorbeugen. Wer bereits an dieser Krankheit leidet, bei dem kann ein regelmäßiger Verzehr der Crispies die Knochen wieder aufbauen helfen. Häufig werden auch typische Wechseljahresbeschwerden gestoppt, so dass oft auf eine Östrogenersatztherapie (*siehe Seite 28*) verzichtet werden kann. Günstig ist aber auch calciumreiches Sesamöl sowie unsere Frauenölmischung (*siehe Seite 23*).

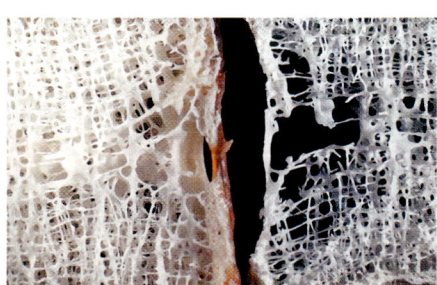

Bei der Osteoporose werden dem Knochen Mineralien, v.a. Calcium, entzogen. Dadurch wird der Knochen immer poröser.

■ Von Hitzewellen und anderen Beschwerden

Die starken hormonellen Umstellungen während der Wechseljahre gehen oft mit Beschwerden einher. Die bekanntesten sind plötzliche Hitzewellen. Weiter treten oft Nervosität, Gemütsschwankungen und Gewichtszunahme auf. Ursache für die Probleme ist der Hormonmangel. Wie so oft ist aber ebenso die Psyche beteiligt. Diese Zeit des Umbruchs kann jedoch in jedem Fall positiv genutzt werden. Wenn die Kinder aus dem Haus sind, können eigene Bedürfnisse wieder stärker gelebt werden. Frauen um die 50 wissen heute, dass noch viele lebenswerte Jahre vor ihnen liegen. Machen Sie was draus! Gegen etliche Unpässlichkeiten dieser Jahre ist ein Kraut gewachsen, ja sogar gleich mehrere. Dazu zählen Frauenmantel, Schafgarbe, Mönchspfeffer, Steinsamen, Steinklee, Stechwinde, Himbeere und schwarze Johannisbeere. Sie sollen sogar auf sanfte Weise dem Sinken der Progesterone entgegenwirken. In unserem Wechseljahrstee setzen wir auf eine Auswahl dieser Pflanzen.

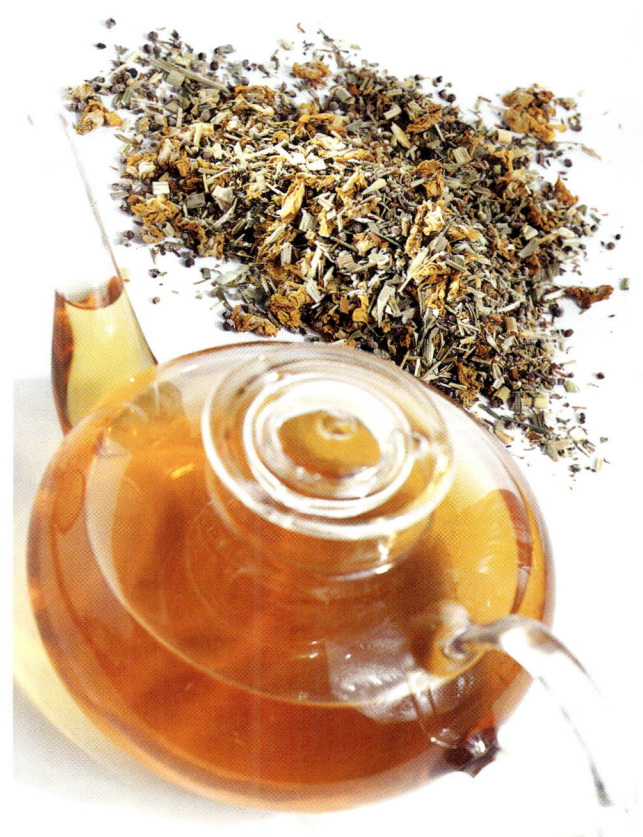

Dieser Tee der Hobbythek hilft gegen Wechseljahrsbeschwerden.

Wechseljahrstee	
30 g	Mönchspfeffer *(Vitex agnus-castus)*
10 g	grüner Hafer *(Avena sativa)*
20 g	Johanniskraut *(Hypericum perforatum)*
10 g	Steinklee *(Melilotus officinalis)*
10 g	Königskerzen *(Verbascum phlomoides oder V. densiflorum)*

Bestandteile mit zwei Esslöffeln in einer Schüssel mischen und in eine Teedose, ein dunkles Teeglas oder eine Papiertüte füllen. Pro Tasse ein bis zwei Teelöffel mit kochendem Wasser überbrühen und zehn Minuten ziehen lassen. Danach durch ein Sieb geben und genießen.

Mönchspfeffer lindert Wechseljahrsbeschwerden. Hafer wirkt leicht entwässernd und fördert den Schlaf. Außerdem verleiht er dem Tee einen angenehm heuartigen Geschmack. Johanniskraut wirkt antidepressiv *(siehe Seite 22)*. Steinklee lindert Schmerzen und Schweregefühl in den Beinen. Er gibt dem Tee einen frischen Geschmack. Als Alternative können statt Steinklee auch Himbeerblätter verwendet werden. Die Blüten der Königskerze oder Wollblume sorgen für ein gutes Aroma und ein hübsches Aussehen.

Auch eine kühle Abreibung des Körpers kann bei Hitzewallungen hilfreich sein:

Abreibung gegen Hitzewellen

1 EL   getr. Salbeiblätter
½ l   siedendes Wasser

Tee aufgießen und mindestens zehn Minuten stehen lassen, dann durch ein Sieb abseihen. Warten, bis der Tee die richtige Temperatur zum Trinken hat. Dann den Körper mit einem mit dem Tee getränkten Schwamm oder einem Waschlappen abreiben und ggf. abtrocknen, fertig.

■ Hormonersatztherapie – weder Fluch noch Segen

Mediziner entdeckten Östrogene vor einigen Jahren geradezu als Wunderwaffe gegen das Altern der Frau. Durch die Hormonersatzbehandlung wurde nicht nur deren Zyklus aufrechterhalten. Auch das frische, strahlende Aussehen einiger Frauen, die Östrogene schluckten, führte man auf diese Behandlung zurück. Da ein ausgeglichener Östrogen-Spiegel die Osteoporose verhindert, setzten Gynäkologen allerorts auf die künstliche Gabe dieses Hormons. Es hieß weiter, mit Östrogenen ließe sich nach den Wechseljahren das Herzinfarktrisiko der Frauen senken. Diese wurden bei dem Therapieansatz nicht als natürlicher Lebensabschnitt, sondern eher als Krankheit angesehen, bei der unbedingt die weiblichen Hormone ersetzt werden sollten. Sogar über die Wechseljahre hinaus wurden diese Hormongaben verabreicht.

Mittlerweile hat sich die Euphorie gelegt. Und das hat seinen Grund: Studien ergaben inzwischen, dass das Krebsrisiko langfristig durch Östrogengabe sogar gesteigert wird. Weiter zeigten gleich mehrere Studien, dass die altersbedingten Gesundheitsprobleme Osteoporose und Herzinfarkt auf diese Art kaum zu bewältigen sind. Zwar wird die Knochendichte durch die Hormone tatsächlich verbessert, Knochenbrüche lassen sich dadurch dennoch nicht vermeiden. Auch beim Herzinfarkt zeigten sich neue Ergebnisse. Zwei Jahre nach dem Beginn der Women's Health Initiative (WHI) Studie in den USA, an der 27 000 amerikanische Frauen teilgenommen hatten, stand fest, dass das Herzinfarktrisiko nach zwei Jahren sogar leicht angestiegen war. Die renommierte Amerikanische Herz Assoziation (AHA) warnt sogar ausdrücklich vor einer Hormonersatzbehandlung, die ausschließlich zum Schutz vor Herzinfarkt dient. Wenn es jedoch um die Behandlung von konkreten Wechseljahrsproblemen wie z.B. schweren Hitzewellen geht, kann die Hormonersatztherapie wirklich helfen.

In vielen Fällen reicht es aber, derartige Probleme mit natürlichen Mitteln anzugehen, um sie zu mildern oder sogar zu beheben. Zeitgemäße Frauenärzte entscheiden bei jeder Frau individuell, welche Therapie sie während der Wechseljahre

Isoflavone
in mg/100 g

Vital-Crispies HT	150
Sojabohnen	127
Misopaste	64
Tempeh	51
Sojabohnenkeimlinge	37
Sojabohnenpaste	33
Tofu	24
Sojawürstchen	19
Sojamilch	4
Sojasoße	1

Lignane
in mg/100 g

Leinsamen	371
Vital-Crispies HT	150
Sonnenblumenkerne	0,6
Broccoli	0,4
Knoblauch	0,4
Karotten	0,2
Mungobohnen	0,2
Weizenkleie	0,1
Roggenvollkornmehl	0,1
Weizenvollkornmehl	0,04

Phytoöstrogene sind in vielen Lebensmitteln enthalten.

optimal begleiten kann. Sie raten nicht nur zu körperlicher Bewegung und ausgewogener Ernährung, sondern immer häufiger heißt das flankierende Mittel Phytoöstrogene.

■ Phytoöstrogene – der natürliche Weg

Auf diese natürliche Weise können wir nicht nur die lästigen Beschwerden der Wechseljahre lindern. Gerade, was die Vorbeugung angeht, kann viel erreicht werden. Im Mittelpunkt der Therapie stehen die Phytohormone, die zu den sekundären Pflanzenstoffen zählen. Das sind Bestandteile unserer pflanzlichen Nahrung, die dem Körper neben ihrem Nährwert einen weiteren Nutzen bringen. Zu den Phytohormonen zählen die Isoflavone und die Lignane. Isoflavone stecken z.B. in Sojabohnen, Tofu, Sojawürstchen oder Tempeh. Lignane kommen z.B. in Leinsamen, Sonnenblumenkernen, Broccoli oder Knoblauch vor. Wissenschaftler empfehlen Frauen täglich 60 bis 100 Milligramm Phytoöstrogene. Und die stecken z.B. in 60 Gramm Sojabohnen, 400 Gramm Sojawürstchen, 330 Gramm Tofu oder 20 Gramm Leinsamen. Das Schöne an diesen Substanzen ist, dass sie unserem Körper die Vorteile der Östrogene bringen, nicht aber deren Nachteile. Außerdem schützen Phytoöstrogene den Körper von Männern und Frauen, z.B. vor Herzkreislauf-Erkrankungen oder Osteoporose, und senken den Cholesterin-Spiegel. Diese Stoffe bergen noch so manches Geheimnis, dem Forschergruppen im Moment auf die Schliche kommen wollen. Vermutlich schützen sie sogar vor Prostata-Krebs.

Die Isoflavone sind nun auch als Arzneimittel erhältlich. Diese Präparate werden immer häufiger bei Wechseljahresbeschwerden – auch die der Männer – verschrieben. Ratsam ist es, regelmäßig phytohormonhaltige Lebensmittel auf den Tisch zu bringen.

Hier jetzt einige kleine kulinarische Anregungen:

Sojajoghurt	
1 l	Sojamilch
1 Msp.	LaBiDa

Sojamilch mit LaBiDa-Kultur versetzen und in einer Joghurtmaschine bei 38 bis 40 °C 14 Stunden fermentieren. Sojajoghurt kalt stellen und pur genießen. Der Joghurt schmeckt leicht säuerlich und kann auch von Menschen mit Milcheiweißallergie oder Milchzuckerunverträglichkeit genossen werden. Sojajoghurt lässt sich mit unseren Frusip's verfeinern.

Müsli mit Sojajoghurt und Vital-Crispies HT	
(Für 2 Personen)	
3	Datteln
2	Feigen
2	Aprikosen
5 EL	Sojajoghurt
5 EL	5-Korn-Flocken
3 EL	Vital-Crispies HT
1 Pr.	Zimt

Früchte klein schneiden und mit dem Joghurt verrühren. Flocken und Vital-

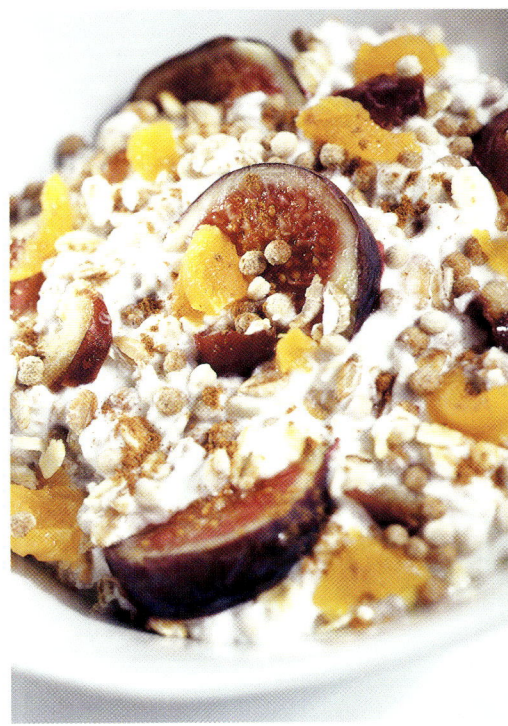

Müsli mit Sojajoghurt.

Crispies HT unterheben und mit Zimt würzen. 5-Korn-Flocken haben einen hohen Ballaststoffgehalt und unterstützen so die Verdauung.

Gemüse-Wok mit Tofu	
(Für 4 Personen)	
200 g	Zuckerschoten
20 g	getrocknete Mu-Erh-Pilze
1	Chinakohl
1	rote Paprika
300 g	chin. Weizennudeln

Zuckerschoten putzen, Pilze 30 Minuten in Wasser einweichen und klein schneiden. Chinakohl und Paprika in Streifen schneiden. Nudeln nach Packungsanweisung zubereiten.

Für die Marinade:

2 EL	Reisessig
4 EL	Sojasauce
1 TL	chinesische 5-Gewürzmischung
1 EL	Sesamöl
1 EL	fein gehackter Ingwer
1	gepresste Knoblauchzehe
200 g	Tofu

Zutaten miteinander verrühren und den in Würfel geschnittenen Tofu 30 Minuten marinieren. Einen Esslöffel Pflanzenöl im Wok erhitzen und das Gemüse braten. Nach ca. zehn Minuten Chinakohl, Tofu plus Marinade dazugeben und etwa zwei Minuten dünsten. Die Nudeln unterheben und kurz mitbraten. Mit Salz und Pfeffer würzen. Guten Appetit!

Broccoli süßsauer mit Tempeh

(Für 4 Personen)

1	Porreestange
750 g	Broccoli
75 g	Cashewnüsse
1 kl.	Chilischote
3 EL	trockener Sherry
2 EL	Sojasauce
1 TL	Honig
200 g	Basmatireis

Porreestange längs halbieren und in Ringe schneiden, den Broccoli in kleine Röschen zerteilen. Einen Esslöffel Pflanzenöl im Wok erhitzen, Gemüse und halbierte Cashews fünf Minuten braten. Chilischote fein hacken und mit Sherry, Sojasauce und Honig mischen, unterrühren und fünf Minuten weitergaren. Den gekochten Reis unterheben.

Für den Tempeh:

350 g	Tempeh
4 EL	Sojasauce
1 EL	Reisessig
1	gepresste Knoblauchzehe
1 EL	fein gehackter Ingwer
1 TL	Sambal Olek

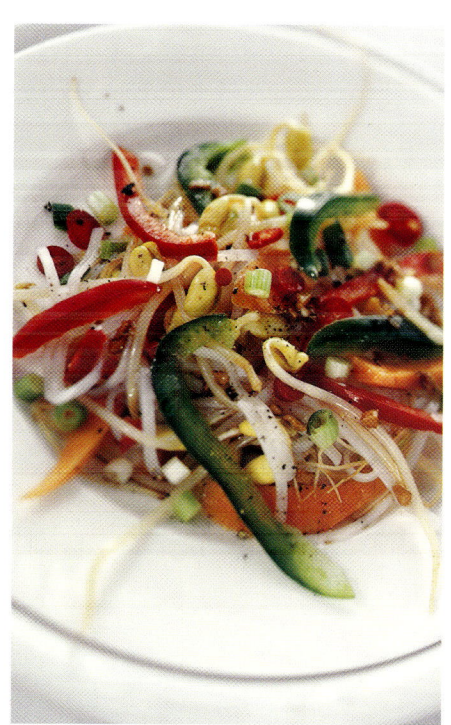

Asiatischer Nudelsalat.

Tempeh in 1,5 Zentimeter dicke Scheiben schneiden. Die übrigen Zutaten zu einer Sauce verrühren und den Tempeh darin eine Stunde marinieren. Die Gewürze von den Scheiben abstreifen und den Tempeh in neutralem Pflanzenöl goldbraun frittieren. Als Beilage zu dem süßsauren Broccolireis servieren.

Asiatischer Nudelsalat

(Vorspeise für 4, Hauptgericht für 2 Personen)

2	Möhren
$^1/_2$	Bund Frühlingszwiebeln
je 1	gelbe und rote Paprika
1	Peperoni
200 g	Sojabohnensprossen
250 g	Reisnudeln

Möhren stifteln und blanchieren, Frühlingszwiebeln und Paprika in feine Streifen, Peperoni in Ringe schneiden. Die Sojabohnensprossen ebenfalls kurz blanchieren, um Keimbelastung zu vermeiden. Reisnudeln nach Packungsanweisung kochen und mit einer Schere klein schneiden.

Für die Marinade:

1 EL	fein gehackter Ingwer
1	gepresste Knoblauchzehe
3 EL	Sojasauce
1 EL	Sesamöl oder Frauenölmischung *(siehe Seite 23)*
1 EL	Weizenkeimöl
1 TL	brauner Zucker
Saft von 1	Limette oder
1 TL	Frusip`s Zitrone/Limette

Zutaten miteinander verrühren und Gemüse und Reisnudeln mit der Marinade mischen. Mit Salz und Pfeffer würzen.

Doch der Hobbythek war Soja noch nicht genug. Wir haben uns umgeschaut und sind auf zwei ganz besondere Lebensmittel gestoßen: Die Vital-Crispies HT und den Rotklee (*siehe Seite 32*). Als Samensprössling kann der Rotklee das ganze Jahr selbst gezogen werden. Crispies und Rotklee-Samen erhalten Sie in den Läden, die die Zutaten der Hobbythek führen.

Jung bleiben mit Vital-Crispies HT

Diese Crispies können auf einen Schlag viel gegen typische Altersbeschwerden tun, denn sie enthalten eine ausgeklügelte Mischung aus wirkungsreichen Lebensmitteln: Leinsaat und Sojaschrot liefern Phytoöstrogene, die sich sowohl bei Wechseljahresbeschwerden als auch bei Osteoporose günstig auswirken. Dem Knochenschwund wirkt auch das enthaltene Calcium entgegen, das aus Joghurt gewonnen wird. Unterstützt wird es von Lebertran, das besonders reich an natürlichem Vitamin D ist.

An der Frauenklinik der medizinischen Fakultät der Universität Rostock wurde ein Brot mit genau diesen Zutaten in seiner Wirkung auf Frauen in den Wechseljahren geprüft. Das Hauptziel der Untersuchung bestand darin, nachzuweisen, ob die Anreicherung von Lebensmitteln mit diesen speziellen Nährstoffen klimaterische Beschwerden bei Frauen in der Menopause verringern und eine Verbesserung des Knochenstoffwechsels in Richtung Knochenaufbau erreichen kann. 90 Frauen

nahmen an der Studie teil. Schon nach ein paar Monaten Verzehr des Brots stellten die Forscher fest, dass typische Wechseljahresbeschwerden deutlich besser wurden. Hitzewallungen, Herzrasen, Schlafstörungen und Reizbarkeit nahmen ab. Auch konnten sie belegen, dass die Knochen wieder fester wurden.

Unsere Vital-Crispies HT können Sie einfach naschen, in Müsli oder Joghurt einrühren oder zum Backen nutzen:

Weißbrot-Stuten mit Vital-Crispies HT	
500 g	Weizenmehl Typ 405
100 g	Vital-Crispies HT
50 g	Zucker
$^1/_2$	Päckchen Trockenhefe
1	Ei
1	gestr. TL Salz
$^1/_4$ l	Milch
100 g	Sonnenblumenöl

Das Mehl und die Vital-Crispies HT in eine Schüssel geben. In die Mitte eine kleine Mulde drücken und dort den Zucker und die Trockenhefe hineingeben. Das Ei und das Salz drum herum im Mehl verteilen. Milch und Öl in einen kleinen Topf geben, auf Handtemperatur erwärmen, anschließend über die Hefe schütten und mit den Händen durchkneten. Den Teig rund 35 Minuten bei 20 – 25 °C in einer abgedeckten Schüssel ruhen lassen. Dann den Teig nochmals mit den Händen durch-

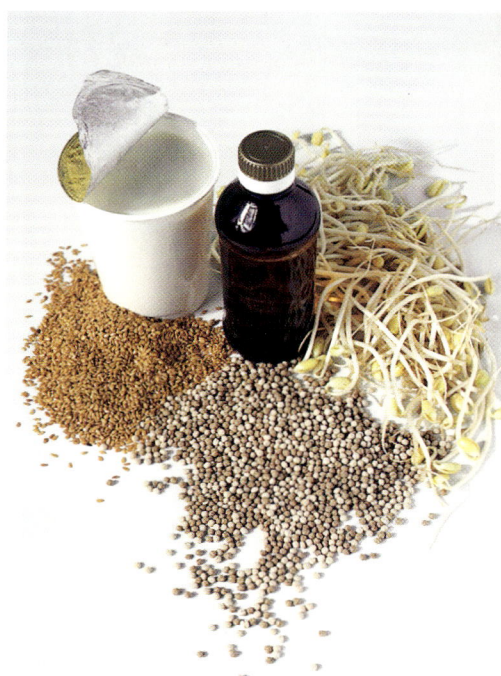

Unsere Vital-Crispies enthalten eine ausgeklügelte Mischung aus wirkungsvollen Lebensmitteln: Leinsaat und Sojaschrot liefern Phytoöstrogene und Joghurt wertvolles Calcium. Lebertran unterstützt die Wirkung durch reichlich Vitamin D.

kneten, zu einer Kugel formen und diese in eine gefettete Kastenform geben. Die Oberfläche mit Wasser einstreichen und abgedeckt 50 Minuten lang bei 50 °C im Backofen gehen lassen. Danach Temperatur auf 175 – 200 °C hochstellen und ausbacken. Um eine braune Kruste zu erhalten, den Brotlaib mit Eigelb einstreichen, bevor Sie die Temperatur hochsetzen. Die Backzeit dauert etwa 45 Minuten.

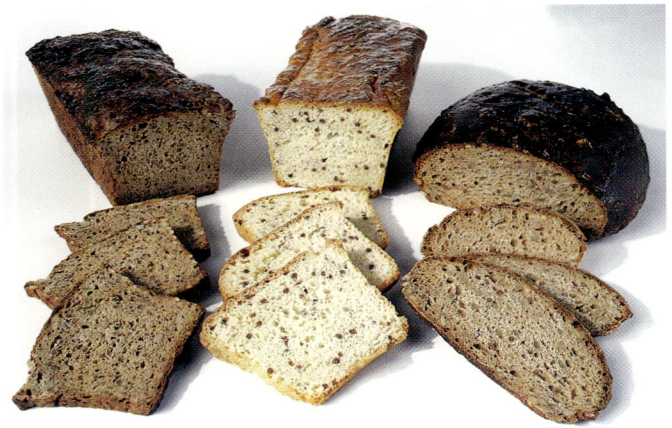

Schon zwei bis drei Scheiben Vital-Brot enthalten genug Phytoöstrogene für den ganzen Tag.

Backofen gehen lassen. Danach Temperatur auf 175 – 200 °C hochstellen und ausbacken. Um eine braune Kruste zu erhalten, den Brotlaib mit Eigelb einstreichen, bevor Sie die Temperatur hochsetzen. Dann müssen Sie etwas Geduld haben, dieses Brot braucht knapp zwei Stunden zum Ausbacken.

Im Handel gibt es auch fertige, nährstoffangereicherte Brote mit Phytoöstrogenen zu kaufen, z.B. unter dem Namen Calcius D3.

Rotklee: Die Blüte des Glücks

Trifolium pratense, eine Allerweltspflanze, macht in der Anti-Aging-Forschung Furore. Auch sie enthält hochwirksame Phytoöstrogene. Das weiß man erst seit kurzem. Die Erkenntnis, dass wir Menschen Rotklee essen können, ist uralt. Unsere Urgroßeltern nutzten die Pflanze allerdings eher aus Armut: Sie trockneten und mahlten die Blüten, um damit wertvolles Mehl zu strecken. Von Phytoöstrogenen wusste keiner etwas. Die stecken in Blättern und in Blüten.

Wenn Sie täglich etwa 250 Gramm davon essen, das sind zwei bis drei Scheiben, nehmen Sie die empfohlene Menge von 100 Milligramm Phytoöstrogenen auf.

Vital-Brot „Langes Leben"
150 g Weizenvollkornmehl
150 g Roggenvollkornmehl
120 g Vital-Crispies HT
100 g Kürbiskerne, wahlweise auch Sonnenblumenkerne oder Nüsse
40 g Weizenkleber HT
2 Messl. (2,5 g) Reinlecithin P
10 g Jodsalz
400 ml Buttermilch
1 Päckchen Trockenhefe
1 EL Rübenkraut, wahlweise Zucker

Mehl, Crispies, Kürbiskerne, Weizenkleber, Reinlecithin und Salz in eine Schüssel geben und alles gut durchmischen. Buttermilch mit Hefe auf Handwärme erwärmen und darin das Rübenkraut auflösen. Über die Mehlmischung geben, durchrühren und in eine gefettete Kastenform geben. Abgedeckt 50 Minuten lang bei 50 °C im

Die roten Köpfchen des Rotklees bieten sich u. a. für Salate an.

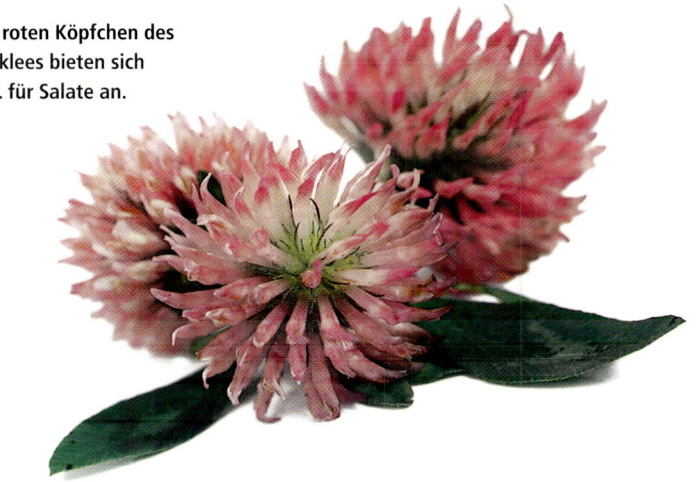

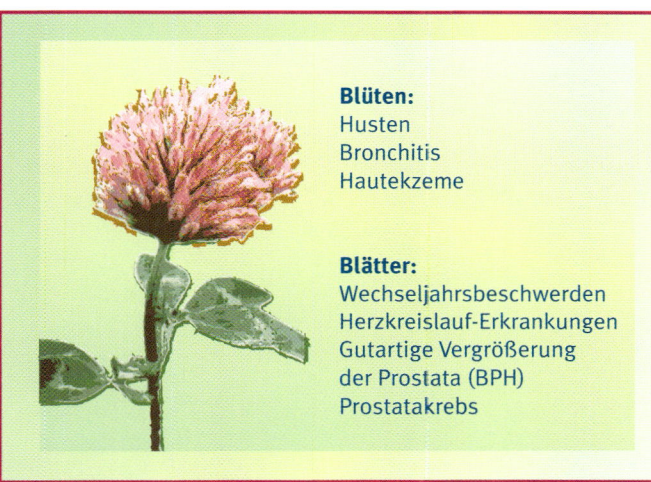

Blüten:
Husten
Bronchitis
Hautekzeme

Blätter:
Wechseljahrsbeschwerden
Herzkreislauf-Erkrankungen
Gutartige Vergrößerung
der Prostata (BPH)
Prostatakrebs

**Der Rotklee enthält unterschiedliche Wirkstoffe.
Sie sollen vielen Erkrankungen vorbeugen – bei Frauen und Männern.**

Senf, Zucker und Salz mit dem Essig verrühren. Nach und nach das Öl und den Joghurt unterrühren. Die Sauce über den Salat träufeln und mit Pfeffer würzen. Anschließend die Rotkleeblüten dekorativ auf dem Salat verteilen.

Exotischer Avocadosalat mit Rotklee

	(Für 4 Personen)
2	Avocados
1	Salatgurke
2	gelbe Paprika
1 Hand voll	Rotkleesprossen

Die reifen Avocados halbieren, den Stein entfernen, das Fruchtfleisch mit einem Teelöffel auslöffeln und in eine Schüssel geben.
Die Schlangengurke schälen und würfeln, die Paprika waschen und säubern. Dann alles klein schneiden und mit den Rotkleesprossen in die Schüssel geben.

	Für das Dressing:
	Oliven- oder Walnussöl
	Aceto Balsamico
	Salz, Pfeffer
10	Rotkleeblüten

Salat nach Geschmack mit Oliven- oder Walnussöl, einigen Spritzern Aceto Balsamico und Salz und Pfeffer würzen. Zum Schluss den Salat mit den Rotkleeblüten garnieren.

Sie können Rotklee wunderbar in Ihren Speiseplan einbauen und ihn unabhängig von der Jahreszeit genießen. Im Sommer bieten sich vor allem die roten Köpfchen im Salat an. In der kalten Jahreszeit lassen Sie den Samen einfach sprießen. Die Keimlinge sind lecker und gesund.

Hier folgen nun zwei Salatrezepte mit Rotklee:

Chicoréesalat mit Champignons, Rauke und Rotkleesprossen

	(Für 4 Personen)
2	Chicorée
2	Äpfel
	Zitronensaft
200 g	Champignons
50 g	Raukesalat
40 g	Walnusskerne
1 Hand voll	Rotkleesprossen
10	Rotkleeblüten

Die Chicorée putzen, längs halbieren, waschen und gründlich abtropfen lassen. Den harten Innenkern keilförmig herausschneiden und die Stauden in Streifen schneiden. Die Äpfel waschen, vierteln, entkernen, würfeln und mit Zitronensaft beträufeln. Die Champignons putzen, in Scheiben schneiden und ebenfalls mit Zitronensaft beträufeln. Den Raukesalat verlesen und waschen. Die Walnusskerne grob hacken. Alles miteinander in einer Salatschüssel vermischen und die Rotkleesprossen darüber streuen.

	Für das Dressing:
1 TL	Dijon Senf
1 TL	Zucker
1 TL	Salz
2 EL	Sherryessig
4 EL	Distelöl
4 EL	Joghurt
	Pfeffer aus der Mühle

Cimicifuga – Östrogenersatz aus der Traubensilberkerze

Auch die Traubensilberkerze enthält Inhaltsstoffe, die als pflanzlicher Östrogenersatz dienen. Da sich der Wurzelstock der Pflanze weder als Speisezusatz noch für die Teezubereitung eignet, gibt es Fertigpräparate mit diesen Stoffen im Handel. Untersuchungen an der Universitätsfrauenklinik in Göttingen zeigten, dass sich bei zwei Drittel der Patientinnen die Symptome besserten. Präparate mit Traubensilberkerze sind unter den Namen Remifemin, Klimadynon, Cimisan, Cefakliman, Femiplant, Femisana forte und Fidesan freiverkäuflich in der Apotheke erhältlich.

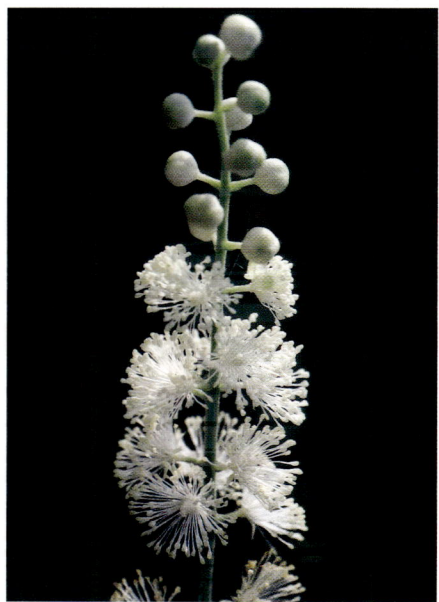

Die Inhaltsstoffe der Traubensilberkerze können als pflanzlicher Östrogenersatz dienen. Präparate mit Traubensilberkerze sind freiverkäuflich in der Apotheke erhältlich.

■ Zysten, Myome und Polypen – Hormone in Schieflage

Hormonstörungen führen in vielen Fällen zu Zysten, Myomen oder Polypen.

Bei **Zysten** handelt es sich um eine Art „Verstopfung des Eierstocks". Zysten sind harmlose Geschwulste. Sie bilden sich im Inneren des Eierstockgewebes und bestehen aus einem flüssigkeitsgefüllten Hohlraum. Zysten können Menstruationsprobleme, Unterleibsschmerzen und Scheidenausfluss verursachen. Manchmal bilden sie sich von alleine zurück. Gefährlich werden sie, wenn sie eine so genannte Stieldrehung machen. Dann kommt es zu kolikartigen Schmerzen, die leider eine Operation notwendig machen. Heute kann man diese endoskopisch durchführen; dabei handelt es sich nur um einen kleinen Eingriff.

Myome sind harmlose Muskelgeschwüre an der Gebärmutter, die aber ihrer „Trägerin" heftige Unterleibsprobleme bescheren können. Je nach ihrer Lage, können sie aber auch völlig unbemerkt bleiben. Myome entstehen meist erst nach dem dritten Lebensjahrzehnt und sind typische Vorboten der Wechseljahre. Durch die Änderung der Hormonkonzentration nach den Wechseljahren, vor allem dem Östrogenabfall, bilden auch sie sich bisweilen von alleine zurück. Der Frauenarzt kann mit einer einfachen Ultraschalluntersuchung diese Geschwulste nachweisen. Bei Beschwerden wird er Ihnen vermutlich langfristig zu einer Operation raten. Diese kann heute häufig ohne Bauchschnitt direkt durch die Vagina vorgenommen werden. Das hängt allerdings wiederum von der Lage des Myoms ab.

Eine Totaloperation, bei der Eierstöcke und Gebärmutter entfernt werden, wird leider immer noch viel öfter durchgeführt, als es medizinisch notwendig wäre. Die Einstellung, dass eine Frau nach ihrer fruchtbaren Zeit dieses Organ ja nicht mehr benötigt und es nur ein Krebsrisiko darstellt, ist unter Gynäkologen verbreitet. Für eine Frau bedeutet die Entfernung von Eierstöcken und Gebärmutter jedoch meist eine große körperliche und psychische Belastung, die in keinem Verhältnis zum Nutzen steht. Ein bösartiger Tumor in der Gebärmutter ist dabei selbstverständlich ein Grund für eine Operation. In jedem Fall sollten sich die Operateure bemühen, die hormonproduzierenden Eierstöcke zu erhalten. Manchmal ist aber auch das nicht möglich.

Polypen in der Gebärmutter sind eine häufige Ursache für Menstruationsbeschwerden. Mit diesen Wucherungen hatten die meisten von uns schon in ihrer Kindheit zu tun. Da befanden die Polypen sich häufig in der Nase und verursachten Atemprobleme. Auch am After können sie als Analpolypen auftreten. Solange Polypen keine Beschwerden verursachen, dürfen sie bleiben, andernfalls hilft nur eine Operation. Polypen neigen zu Blutungen und verursachen häufig schwere Menstruationsblutungen. Polypen gehen oft mit einer Überproduktion von Follikelhormonen einher. Zur exakten Diagnostik ist eine Spiegelung der Gebärmutter erforderlich, möglicherweise mit einer Ausschabung.

Versuchen Sie bei Zysten, Myomen und Polypen unseren Menstruations- oder PMS-Tee (*siehe Seite 21 und 22*), ggf. im Wechsel. Als günstig kann sich hier auch

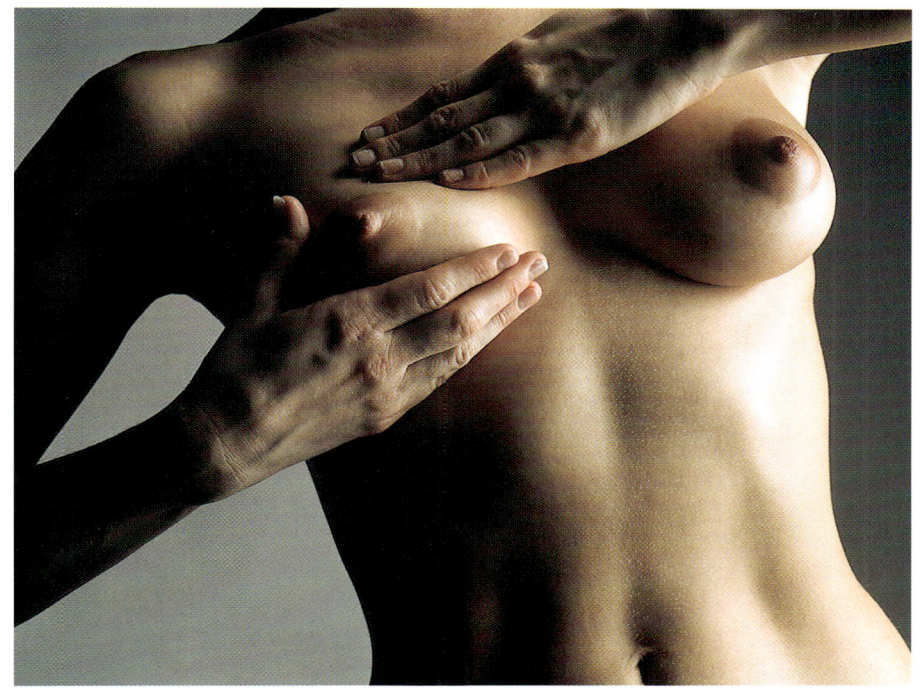

Brustkrebs ist bei Frauen die häufigste Krebserkrankung. Deshalb ist es enorm wichtig, die Brust regelmäßig auf Veränderungen hin abzutasten.

Größe des jeweiligen Tumors abhängen. Um eine optimale Behandlung zu erreichen, ist es wünschenswert, dass mindestens zwei Experten, am besten aber ein Gynäkologe, ein Radiologe und ein Pathologe, zusammenarbeiten, um dann gemeinsam mit Ihnen die Strategie gegen den Krebs festzulegen. Lassen Sie sich die Notwendigkeit einzelner Maßnahmen genau erklären, schließlich geht es dabei um Ihren Körper.

unsere Frauenölmischung (*siehe Seite 23*) erweisen.

■ Brust- und Unterleibskrebs – Kontrolle ist besser

Krebs an Geschlechts- oder Sexualorganen tritt sowohl bei Frauen als auch bei Männern leider relativ oft auf. Brustkrebs ist bei Frauen in den westlichen Industrieländern sogar die häufigste Krebserkrankung. Deshalb ist es wichtig, die Brust regelmäßig nach Veränderungen, wie Knoten, gründlich abzutasten.
Eine zusätzliche Möglichkeit ist die so genannte Mammographie, bei der die Brust geröntgt wird. Diese Untersuchung ist in

letzter Zeit allerdings auch kritisiert worden, da die Strahlenbelastung durch die Untersuchung im Verhältnis zum Nutzen einer möglichen Früherkennung von einigen Experten für zu groß gehalten wird. Sollten Sie sich für eine Mammographie entscheiden, so ist in jedem Fall wichtig, dass das Röntgengerät auf dem neuesten Stand, d.h. nicht älter als zwei Jahre ist und eine geringe Strahlenbelastung verursacht.

Die Diagnose Brustkrebs ist heute nicht mehr gleichzusetzen mit einer radikalen Brustamputation, denn in vielen Fällen gibt es mittlerweile brusterhaltende Therapiemöglichkeiten, die von der Art und

Beim Unterleib ist eine Selbstuntersuchung dagegen nicht möglich. Die Krebsvorsorge der Gebärmutter wird vom Frauenarzt vorgenommen und von der Krankenkasse ab dem 20. Lebensjahr bezahlt. Dabei können Gewebeveränderungen am Gebärmutterhals sowie entstehende Tumore frühzeitig festgestellt werden. Je eher eine Diagnose erfolgt, um so höher sind die Heilungschancen. Wir raten deshalb zu regelmäßigen Kontrolluntersuchungen einmal im Jahr. Die gynäkologische Brustuntersuchung durch Abtasten wird von den Kassen ab dem 30. Lebensjahr übernommen.
Ab dem 45. Lebensjahr wird dann noch zusätzlich der Enddarm untersucht und ein Schnelltest auf Blut im Stuhl durchgeführt.

Der Mann:
Das starke Geschlecht und seine Schwächen

DER PENIS – ZWISCHEN MYTHOS UND WIRKLICHKEIT

Erfüllung hängt nicht von Zentimetern ab

In vielen alten Kulturen huldigten Männer dem Penis durch Denkmäler. Meist zeigen diese das Glied in seiner vollen Kraft, kerzengerade, riesengroß und vollkommen. Kein Wunder, dass Männer zu Selbstzweifeln neigen, wenn sie an sich herunterblicken. An den Mythos, man(n) sei allzeit bereit, glaubt kaum einer mehr, und überhaupt klaffen Wunsch und Wirklichkeit allzuoft auseinander. Die Größe des Gliedes bewegt nicht nur an Stammtischen die Gemüter, getreu dem Motto: umso größer, desto männlicher und potenter. Selbst bei Frauen soll dieses Vorurteil in den Köpfen sitzen.

Zum Trost sei es noch einmal deutlich gesagt: Erfüllung in der körperlichen Liebe hängt nicht von Zentimetern ab. Falls Sie

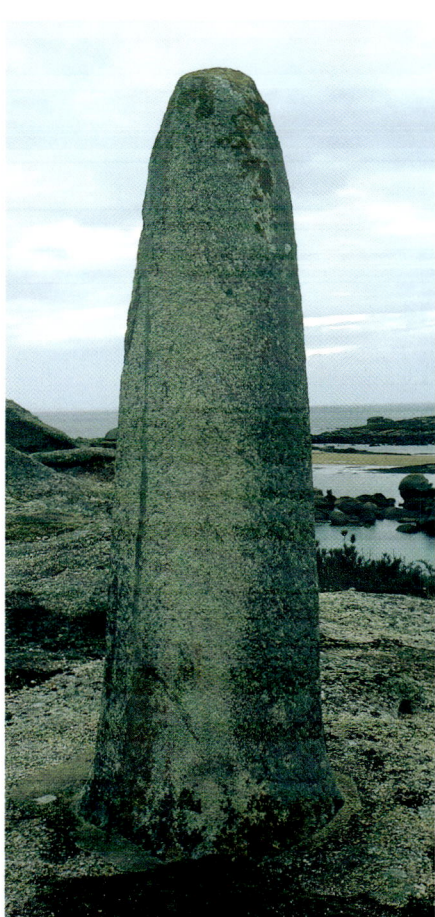

Schon seit Jahrtausenden ist das Phallussymbol weit verbreitet: Ein keltischer, 1,90 m großer Steinpfeiler aus dem 4. Jh. v. Chr. an der Côtes du Nord.

aber das Gefühl haben, Ihre Liebesspiele könnten noch schöner sein, wollen wir Sie in diesem Buch gerne ein wenig inspirieren.

■ Der Penis wird steif

Im Penis sind zwei große und ein etwas kleinerer Schwellkörper eingebettet. Die beiden großen, die Corpora cavernosa, liegen auf der oberen Seite, der kleinere, der Corpus spongiosum, auf der unteren. Die Zwischenräume sind mit lockerem Bindegewebe ausgefüllt. Erigiert das Glied, so füllen sich diese zuerst mit Blut. Nach und nach dringt das Blut dann auch in die Schwellkörper ein, der Penis wird steif. Der Corpus spongiosum umschließt die Harnröhre, deshalb wird er auch Harnröhrenschwellkörper genannt. An der Spitze des Penis erweitert sich der Schwellkörper und bildet den Glans penis, die Eichel. Diese Zone birgt empfindliche Rezeptoren, die bei Berührung Erregung auslösen können.

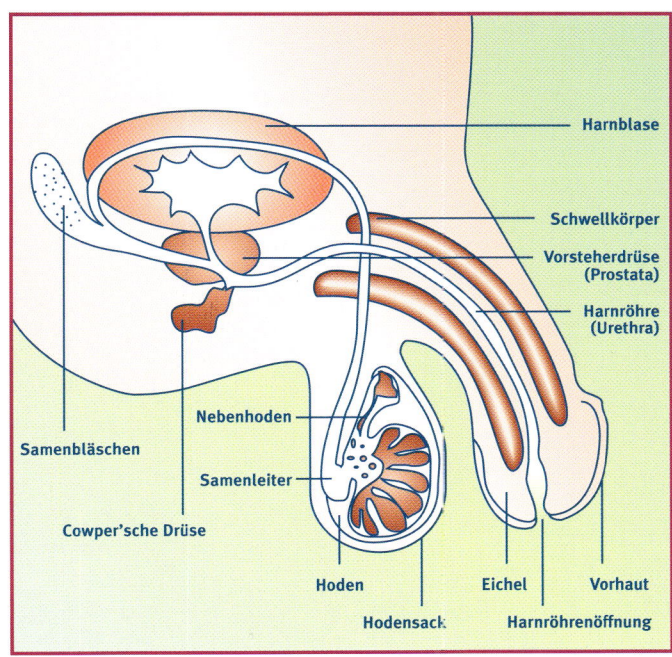

Die männlichen Geschlechtsorgane im seitlichen Längsschnitt.

Labels (Bild links):
- Harnblase
- Schwellkörper
- Vorsteherdrüse (Prostata)
- Harnröhre (Urethra)
- Nebenhoden
- Samenleiter
- Samenbläschen
- Cowper'sche Drüse
- Hoden
- Hodensack
- Eichel
- Harnröhrenöffnung
- Vorhaut

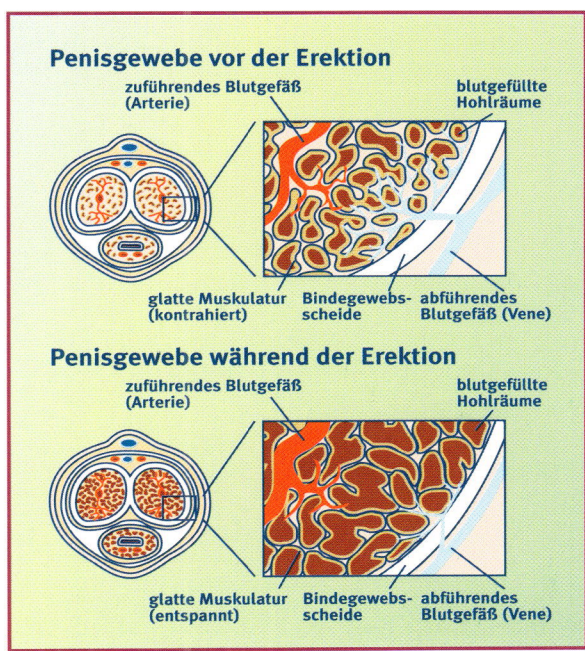

Penisgewebe vor der Erektion
- zuführendes Blutgefäß (Arterie)
- blutgefüllte Hohlräume
- glatte Muskulatur (kontrahiert)
- Bindegewebsscheide
- abführendes Blutgefäß (Vene)

Penisgewebe während der Erektion
- zuführendes Blutgefäß (Arterie)
- blutgefüllte Hohlräume
- glatte Muskulatur (entspannt)
- Bindegewebsscheide
- abführendes Blutgefäß (Vene)

Der Penis vor und während einer Erektion.

■ Das Ejakulat: Hundert Millionen Spermien unterwegs

Wenn die Samen nach draußen schießen, sind sie gut versorgt. Zuerst bekommen sie Nährstoffe mit auf den Weg. Diese stammen aus den Samenblasen, die nahe der Prostata liegen. Umspült von dieser nährenden Flüssigkeit werden sie weiter in die Harnröhre geschleudert. Dafür sorgen Muskeln, die die Samenleiter umgeben. Nun tritt die Prostata in Aktion. Auch hier sind es Muskeln, die die Drüse regelrecht zusammenpressen und so ein Ausstoßen des Prostatasekrets (*siehe Seite 47*) bewirken. In der Harnröhre vermengt es sich mit den Spermien und der Samenblasenflüssigkeit zu einem weißlich, gelblich oder grauen Ejakulat, dem Sperma. Es ist von

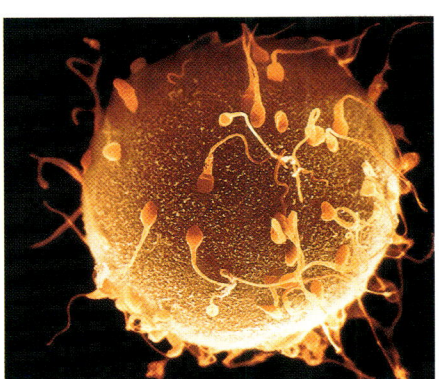

Allein in einem Milliliter Ejakulat befinden sich bis zu 200 Millionen Spermien. Doch es kann nur einen Gewinner beim Run auf die Eizelle geben.

sahniger, klebriger Konsistenz. Damit es nach außen, und nicht nach innen gen Harnblase, schießt, verschließt sich der Hals der Harnblase. Im Schnitt werden durch konvulsives Zusammenziehen der Muskeln im Genital- und Beckenbereich drei bis sechs Milliliter Ejakulat ausgestoßen. In jedem einzelnen Milliliter befinden sich 35 bis 200 Millionen Spermien.

■ Run auf die Eizelle

In der Vagina angekommen bewegen sich die 0,002 Millimeter winzigen Samenzellen mit Hilfe ihres Schwanzes bis zu 45 Kilometer pro Stunde. Das entspricht einer Geschwindigkeit von 12,5 Metern pro Sekunde. Nur eine Samenzelle kann die Eizelle befruchten.

Spermien – männliche Geschlechtszellen

Spermien oder Samenfäden sind reife, männliche Geschlechtszellen. Sie stammen aus den Hoden. Dort liegen Samenkanäle, pro Hoden etwa 360 Meter lang. In ihnen bilden sich die Spermien in einem Teilungs- und Reifeprozess aus Stammzellen. Mehr als 1200 Spermien pro Sekunde, das sind gut 4,3 Millionen pro Stunde und knapp 104 Millionen pro Tag. Sind sie fertig, gelangen sie in die Nebenhoden, wo sie bis zur Ejakulation gespeichert werden. Ein einziges Spermium benötigt etwa 64 Tage für die Entwicklung aus einer Stammzelle und nochmals knapp zehn Tage zur Reifung im Nebenhoden. Es vergehen also rund 70 Tage, bis eine Samenzelle ins Ejakulat gelangt. Die Produktion von Samenfäden kann fast das ganze Leben lang aufrecht erhalten bleiben. Allerdings wird die Bildung der Spermien vom Testosteron angeregt. Sinkt mit den Jahren der Testosteronspiegel, geht auch die Produktion an Samenfäden langsam zurück.

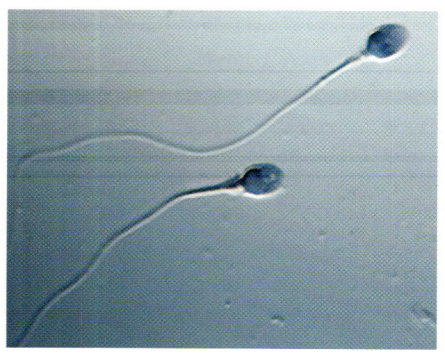

Spermien schaffen es mit kraftvollen Schwanzbewegungen, gegen den Flüssigkeitsstrom in der Vagina anzuschwimmen, um zur Gebärmutter zu gelangen.

■ Testlauf für Spermien: zeugungsfähig oder nicht?

Etwa jedes sechste Paar bemüht sich vergebens um Nachwuchs. In 40 % der Fälle liegen die Gründe beim Mann. Meist ist die Konzentration beweglicher Spermien im Sperma zu gering. Wissenschaftler der Universität Birmingham haben ein Verfahren entwickelt, mit dem Männer demnächst zu Hause ihre Spermien in den Testlauf schicken können. Das Ergebnis zeigt an, ob sie Zeugungsqualität besitzen. Eine Londoner Firma hat diesen Test erfunden, der im nächsten Frühjahr auf den Markt kommen soll.

Das neue Verfahren beurteilt die Konzentration und Beweglichkeit der Spermien in einer Spermaprobe. Sperma wird in ein Proberöhrchen gefüllt und mit einem auf Körpertemperatur erwärmten Gel überschichtet. Darin können normal bewegliche Spermien innerhalb von 40 Minuten eine Strecke von 0,7 Zentimetern zurücklegen. An dieser Ziellinie werden sie durch Antikörper fixiert und angefärbt. Eine deutliche Rotfärbung bedeutet, dass genügend gesunde Spermien das Rennen gemeistert haben. Das bisher bei 50 Männern erprobte Verfahren funktionierte mit einer Zuverlässigkeit von 95 %.

■ Wenn man(n) zu früh kommt

Eine vorzeitige Ejakulation kann das Liebesleben empfindlich stören. Vor allem für die Partnerin ist ein vorzeitiger Samenerguss sehr unbefriedigend. Über die Ursachen gibt es verschiedene Theorien. Einerseits vermuten Forscher eine krankhafte Störung und sprechen von Erektiler Dysfunktion. Andererseits wird auch die Frage diskutiert, ob der rasche Samenerguss einst bei unseren Vorfahren biologische Vorteile mit sich brachte. Etwa deshalb, weil der Mann auch bei drohender Gefahr rasch seine Fortpflanzung sicherstellen musste.
Was Sie dagegen tun können, erfahren Sie auf *Seite 43*.
Doch es geht auch ganz anders, wie uns asiatische Yogis lehren:

Orgasmus auf Yogi-Art

Für fast alle Männer scheint das unvorstellbar. Aus Erfahrung wissen sie, dass ein Orgasmus immer von einer Ejakulation begleitet wird, und glauben, dass das eine nicht ohne das andere möglich ist. Nur wenige Männer haben erfahren, dass das nicht stimmt. Zu ihnen gehören Männer, denen die Prostasta entfernt wurde (*siehe Seite 47*). Auch ohne Samenerguss können viele von ihnen einen Orgasmus erleben.
Die andere Gruppe Männer hat sich um diese Erfahrung bemüht und spezielle Körpertechniken entwickelt. Es sind Menschen, die nach taoistischen oder yogischen Lehren leben. Sie beherrschen ihren Körper so gut, dass ihnen dieses Kunststück gelingt. Sie behaupten, dass ein Orgasmus ohne Ejakulation länger andauere, schöner sei und den Genuss der Liebe zusammen mit der Partnerin erhöhe.

■ Wenn es nicht mehr so klappt wie einst: die Wechseljahre

Die Wechseljahre der Männer sind in aller Munde. Zwar neigt Mann dazu, sich für unverwundbar zu halten, doch gibt es unter Medizinern inzwischen kaum einen Zweifel: Auch er durchlebt die Wechseljahre.

Der Körper neigt zu Fettansätzen, die Laune lässt häufig zu wünschen übrig, man(n) schleppt sich so durch seine Tage. Die Lust auf die schönste Nebensache der Welt schwindet. Das Schlimmste aus seiner Sicht: Wenn er will, klappt es nicht mehr so wie einst. Erektionsprobleme werden gang und gäbe.

Die Gründe für diesen gesundheitlichen Einbruch sind hormoneller Natur. Bereits mit dem 35. Lebensjahr beginnt allmählich die Testosteronproduktion in den Hoden und der Nebenniere nachzulassen. Während bei der Frau die hormonellen Veränderungen nach der Menopause recht abrupt vor sich gehen, sinkt bei den Männern der Hormonspiegel eher langsam. Bei einem ungesunden Lebensstil kann dies auch schon vor der Lebensmitte der Fall sein. Ein nachlassendes sexuelles Interesse ist deutliches Symptom des Umbruchs. Der Berliner Sexualwissenschaftler Prof. Erwin Haeberle vom Archiv für Sexualwissenschaft am Robert-Koch-Institut in Berlin hat über Jahre sexuelle Tagebücher von Männern ausgewertet. In einem stimmten diese Aufzeichnungen alle überein: Nach dem 50. Lebensjahr ließ die sexuelle Aktivität nahezu sprunghaft nach, egal wie „munter" die Tagebuchschreiber vorher auch gewesen waren. Bei vielen Männern kommt es in dieser Zeit sicher auch aus diesem Grund zur „Midlife

crisis", bei der das Schwinden nicht nur der sexuellen Leistungsfähigkeit bemerkt wird. Doch resignieren braucht man hier nicht. Mit einer gesunden Ernährung, ausreichender Bewegung und möglicherweise Hormongaben nach Absprache mit dem Hausarzt kann die alte Vitalität zurückgewonnen werden. Und vergessen Sie nicht: Das Bedürfnis nach Sex entsteht vorwiegend im Kopf. Nutzen Sie Ihre Phantasie.

WENN MANN NICHT MEHR KANN – TABU PENIS-PANNE

■ Was den Penis schwächt

Jeder zweite Mann über 40 Jahren versagt gelegentlich. Bei fünf Millionen Männern in Deutschland ist die Lage dramatischer: Sie leiden unter Erektiler Dysfunktion. Impotenz ist eine verbreitete Erkrankung. Das zeigt auch eine groß angelegte Umfrage unter amerikanischen Männern, die Massachusettes Male Aging Study. Diese ergab bei 52 % aller untersuchten und befragten Männer Erektionsstörungen. 15 % der Männer über 40 Jahre hatten eine Dauerpanne, sie waren also impotent. Wissenschaftler haben außerdem herausgefunden, dass Erektionsstörungen bei Männern unter 40 Jahren fast immer (90 %) durch die Psyche ausgelöst werden. Mit dem Alter kommen zunehmend körperliche Ursachen hinzu. Die Psyche, etwa Stress oder Probleme in der Partnerschaft, macht der lustvollen Liebe im Schnitt bei jedem dritten Mann einen Strich durch die Rechnung.

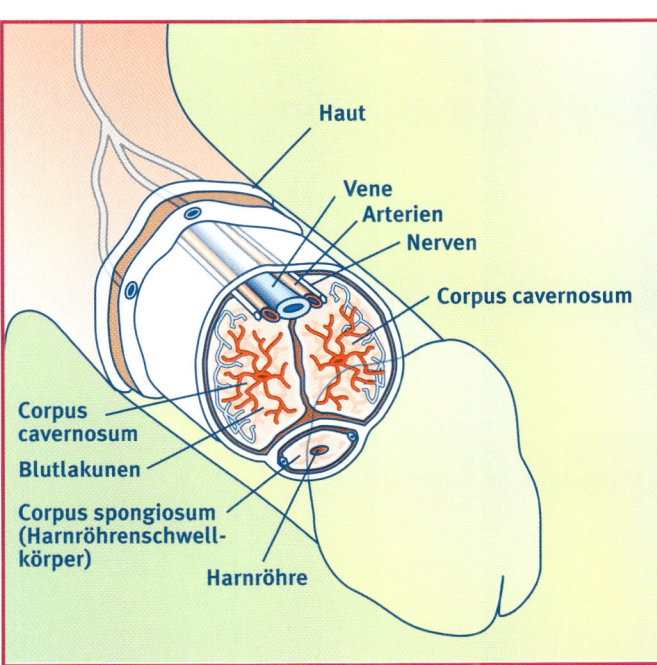

Haut

Vene
Arterien

Nerven

Corpus cavernosum

Corpus cavernosum

Blutlakunen

Corpus spongiosum (Harnröhrenschwellkörper)

Harnröhre

Der komplexe Aufbau macht den Penis anfällig für allerlei Störungen.
Im Penis sind zwei große (Corpus cavernosum) und ein etwas kleinerer (Corpus spongiosum) Schwellkörper eingebettet.
Die Zwischenräume sind mit lockerem Bindegewebe ausgefüllt.

Gleichzeitig trauen sich die meisten Männer nicht, über ihr Problem zu reden, weder mit Freunden noch mit Ärzten. Sie empfinden einen kraftlosen Penis als überaus peinlich, als Tabu eben. Mit dem Schweigen beginnt oft ein Teufelskreis. Es verhindert, dass sich die Lage zum Guten wendet. Die nicht funktionierende Sexualität nagt insgeheim an Selbstbewusstsein und Selbstvertrauen. Dabei gibt es Hilfe.

Im Informationszentrum für Sexualität und Gesundheit e.V. haben sich Experten zusammengeschlossen, um Betroffene zu informieren und zu beraten. Hier kann auch FRED, ein Fragebogen zur Erektilen Dysfunktion, angefordert werden. Mit FRED kann das Risiko zu Hause in Ruhe überprüft werden (Tel.: 01 80-5 55 84 84; www.isg-info.de).

Erektile Dysfunktion

Bei dieser Erkrankung ist der Mann dauerhaft unfähig, eine Erektion zu bekommen, bei der das Glied lang genug steif bleibt, um in die Scheide der Frau einzudringen und einen befriedigenden Geschlechtsverkehr zu erleben. Erektile Dysfunktion, kurz ED, früher Impotenz genannt, hat nichts mit der Spermienproduktion, der Fähigkeit zur Ejakulation und dem Orgasmus zu tun.
Gelegentliche Erektionsstörungen sind normal.

Medikamente als Erektionshemmer
Es gibt etliche Arzneimittel, die als Nebenwirkung zu einer Erektionsschwäche führen. Hierzu zählen Kopfschmerzmittel mit Acetylsalicylsäure, Migränemittel,

Psychopharmaka, Appetitzügler, Opiate, blutdrucksenkende Mittel, vor allem Beta-Blocker, Herzmedikamente, blutfettsenkende Mittel, aber auch Anabolika. Schauen Sie auf den Beipackzettel.

Zigaretten verengen Blutgefäße
Nikotin beim Rauchen vermindert die Durchblutung im Organismus. So verengen sich gleichzeitig die Blutgefäße im Penis. Die Folge ist, dass er sich nicht mehr zu voller Größe aufrichten kann. Schon zwei Zigaretten vor dem Liebesakt können auf diese Weise eine genussvolle Vereinigung zunichte machen. Wenn schon rauchen, dann also erst nach der Liebe. Allerdings: Ein Großteil der Patienten mit ausgeprägter Erektilen Dysfunktion sind starke Raucher.

Drogen mindern die Potenz
Alkohol- und Drogenmissbrauch können eine Erektile Dysfunktion auslösen. Das gilt auch für Medikamente mit Opiaten als Wirkstoff. Näheres zum Problem Alkohol auf *Seite 77*.

Nervenschäden legen den Penis lahm
Ob Bluthochdruck, Diabetes mellitus, Arthritis, Operationen an der Prostata oder Arteriosklerose – es gibt viele Krankheiten, die wahre Erektionskiller sind. Wenn bei Unfällen die Nerven im Rückenmark beschädigt werden, ist deren Reizleitung gestört. Auch Erkrankungen wie Multiple Sklerose oder Rückenmarkskrebs können die Nervenleitung lahmlegen und damit den Penis. Gleiches gilt bei Herzinfarkt und Schlaganfall. Nervenschädigungen im Gehirn wie Parkinsonsche Krankheit beeinträchtigen ebenfalls die Erektion.

Leck im Penis
Schädigungen des Schwellkörpers ziehen ebenfalls Erektionsstörungen nach sich. Sie können dazu führen, dass die Venen nicht ausreichend verschlossen werden und der Penis sich nicht zu voller Größe aufrichten kann: das so genannte „venöse Leck". Oft sind Ablagerungen durch Arteriosklerose die Ursache. Mit SKAT (*siehe Seite 44*) kann der Arzt testen, ob ein organischer Schaden vorliegt oder nicht. Liegt ein venöses Leck vor, kann eine Operation in einigen Fällen Erfolg bringen.

Chirurgische Eingriffe: Flaute im Bett
Operationen im Bereich der Blase, der Prostata oder des Enddarms können eine Erektion erschweren oder unmöglich machen. Im Bett herrscht Flaute. Häufig handelt es sich hier um ein vorübergehendes Leiden.

Testosteronmangel hemmt die Libido
Mit zunehmendem Alter produziert unser Körper immer weniger des Männerhormons. Dieses Sexualhormon Testosteron sorgt beim Mann u. a. für die nötige Libido. Ein ungesunder Lebensstil mit viel Stress und schlechter Ernährung, Rauchen etc. verstärkt diese Entwicklung. In seltenen Fällen kommt es zu einem ausgeprägten Hormonmangel, dann kann es – in Absprache mit Ihrem Arzt – sinnvoll sein, das Hormon künstlich einzunehmen. Ein Mann mit einem hohen Testosteronspiegel hat häufiger Lust auf Sex und weniger Probleme dabei. Testosteronmangel lässt die Zellen im Schwellkörper absterben. Auch andere Störungen im Hormonhaushalt können zu Erektionsstörungen führen.

Beim Radfahren lastet der größte Teil des Körpergewichtes auf den Genitalien – anders als beim normalen Sitzen. Da liegt das Gewicht auf Sitzknochen und Pobacken. Wenn dann ein schmaler Rennsattel die Auflagefläche noch einmal auf die heiklen Stellen reduziert, kann es kritisch werden.

Eine schriftliche Umfrage unter 1000 Freizeitsportlern ergab, dass Fahrradfahrer signifikant häufiger unter Erektiler Dysfunktion leiden als Jogger. Über 30 % der Radfahrer klagten über Taubheitsgefühle im Penis und über Gefühlsstörungen bei der Ejakulation.

In der Gruppe der Jogger hatten weniger als 3 % diese Beschwerden. Urologen raten von übermäßigem Treten der Pedalen ab. Professor Irwin Goldstein von der Universität Boston spricht gar von einer „Katastrophe für den Penis". Allerdings ergibt die genaue Auswertung der bisherigen Forschungsergebnisse, dass bei Fahrtstrecken unter 40 Kilometern und normaler Fahrweise eher keine dauerhaften Schädigungen zu erwarten sind. Professor M. Sohn, Chefarzt an der Urologischen Klinik in Frankfurt, empfiehlt dennoch allen Männern, die viel und gerne Radfahren,

„auf die Verwendung von harten, ungepolsterten und schmalen Rennsätteln zu verzichten".

Deshalb bei längeren Strecken besser alle halbe Stunde rund eine Minute im Stehen weiterfahren. Das entlastet die Prostata und die Blutgefäße. Eine hohe Lenkereinstellung verringert zusätzlich den Druck auf den Unterleib.

Damensättel – auch für den Herrn – sind in der Regel anatomisch geformter als schmale Rennsättel. Leicht nach vorne geneigte Sättel verlagern die Sitzfläche nach hinten. Zudem gibt es bereits professionelle Lösungen: Gelsättel, z. B. vom Fahrrad-Hersteller Selle Royal (Gel-LOOHIN-Sattel), sollen die Druckbelastung auf Prostata, Schambein und Gesäßknochen um 40 % verringern. Auch Sättel mit einer Furche in der Mitte entlasten die Prostata. Gute Fachgeschäfte beraten und bieten die Möglichkeit, den Sattel auszuprobieren.

An den Frauen geht exzessives Radfahren ebenfalls nicht spurlos vorbei. Radfahrerinnen leiden unter Taubheitsgefühlen der Klitoris, Schwellungen, Druckstellen, Blut im Urin sowie schmerzhaftem Harndrang. Zudem gibt es bei ihnen häufiger Orgasmusprobleme als etwa bei Joggerinnen.

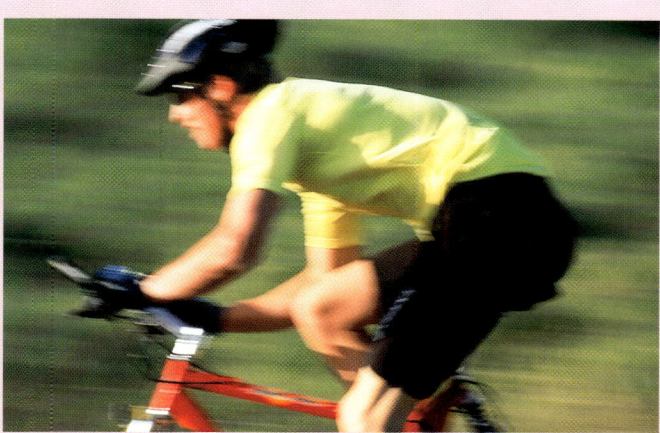

Langes Radfahren auf einem schlechten Sattel reizt die Sexualorgane und kann zu Potenzproblemen führen.

■ Die Potenz zurückerobern

Will das Glied häufig nicht so, wie Sie wollen, müssen die Ursachen geklärt werden. Wenn der Tag mit einer typischen Morgenerektion beginnt oder wenn das Glied durch Selbstbefriedigung steif wird, sind Sie zumindest körperlich auf der Höhe. Dann scheint eher etwas an der Psyche zu nagen. Nehmen Sie sich Zeit, herauszufinden, was das sein könnte. Es gibt immer einen Weg.

Nicht in die Angstfalle tappen

In vielen Fällen kommen Männer im Bett nicht in Fahrt, weil sie körperlich einfach ausgelaugt sind. Beruflicher Stress wächst ihnen über den Kopf. Dadurch wird häufig ein Teufelskreis in Gang gesetzt.

Der Mann liegt neben seiner Partnerin, nichts regt sich, aus der Traum von der heißen Liebesnacht. Der Mann empfindet sich als Versager. Beim nächsten Mal quält ihn schon der Gedanke an eine Wiederholung der Schlappe. Er fürchtet, dass sein

Penis wieder streikt, und deshalb wird er es auch.

In München hat sich eine Gruppe von Männern in einer Selbsthilfegruppe zusammengefunden, um diesen Problemen ein Ende zu bereiten. Wichtig ist ihnen auch, das Tabu der Erektilen Dysfunktion zu brechen (Tel.: 08142-59 70 99 oder www.selbsthilfe-forum.de/impotenz/).

Rote Karte durch die Psyche

Der Leistungsdruck und das hohe Konkurrenzdenken in unserer Gesellschaft machen auch vor vielen Schlafzimmern nicht Halt. Die Neigung, alles unter Kontrolle halten zu wollen, sowie die Kopflastigkeit vieler Männer machen es ihnen schwer, einfach einmal zu entspannen. Das erschwert die Sexualität, die im besten Fall mit Hingabe und Vertrauen einhergeht, immens. Die Psyche zückt die Rote Karte. Da der Körper aber kein Funktionsinstrument ist, wie etwa ein Auto, zeigt er auf seine Weise, dass es so nicht geht: Er macht nicht mit. Angst haben zu versagen, ungenügende Erregung, weil der Sex mit der Partnerin langweilig geworden ist, Stress oder Depressionen können bewirken, dass die Erektion ausbleibt. Ebenso können sich Probleme mit der Partnerin, beruflicher Stress oder Depressionen durch Potenzprobleme zu erkennen geben. Überlegen Sie mit Ihrer Partnerin genau, was bei Ihnen vielleicht schief läuft. Oft sind die Vorstellungen darüber, wie wir im Bett funktionieren sollten, gar nicht realistisch. Idealisierte Bilder vom allzeit bereiten Mann übernehmen wir häufig unbewusst aus Film und Fernsehen. Das Bedürfnis nach Sexualität ist natürlicherweise nicht immer gleich. Es schwankt je nach Müdig-

keit, Dauer der Beziehung, Alter oder Stress. Oft hilft es schon, wenn Sie den Druck herausnehmen, indem Sie versuchen mehr Gelassenheit zu entwickeln. Allerdings liegt das Problem manchmal auch darin, dass Mann und Frau einfach unterschiedliche Erwartungen an ihr Liebesleben haben. Sexuelle Erregbarkeit, Phantasien und Bedürfnisse können stark voneinander abweichen. Da möchte der eine am liebsten jeden Tag Sex. Der Partner fühlt sich davon erdrückt. Die Nächste möchte lang und ausgiebig streicheln, während der Liebste gerne oralen oder analen Sex probieren würde. Kommunikation ist hier wie sooft alles, denn eine derartige Schieflage kann eine Partnerschaft ganz enorm belasten.

Ein ehrliches und offenes Gespräch in wohlwollender Atmosphäre kann den Weg für ein erfüllteres Miteinander ebnen. Vielleicht ist der gemeinsame Sex einfach langweilig geworden. Auch darüber lässt sich reden. Denn nur dann kann etwas geändert werden. Manchmal wird auch einfach der Druck durch den Partner zu groß. Auch da hilft ein Gespräch. Viele Fälle von Impotenz sind auf solche „Kleinigkeiten" zurückzuführen. Vielleicht hilft es auch, wenn wieder mehr Phantasie und Spiel ins Liebesleben gebracht wird. Es gibt sogar eine Verhaltenstherapie fürs Schlafzimmer. Wir empfehlen Ihnen das Programm der Sexualforscher William Howell Masters und Virginia Johnson (siehe Kasten und Seite 43). Manchmal kann es allerdings ratsam sein, sich fachkundige Hilfe zu suchen. Gute Therapeuten haben schon vielen Paaren geholfen.

Pioniere der modernen Sexualwissenschaft

William Howell Masters und Virginia Johnson untersuchten das Liebesleben zahlreicher Männer und Frauen. Sie beobachteten und maßen Pulsschlag, Blutdruck und Atmung. Auf diese Weise erforschten sie die exakten Abläufe sexueller Erregung und des Orgasmus. Im Jahr 1966 veröffentlichten sie eine Studie mit dem Titel „Die sexuelle Reaktion". In der Untersuchung räumen sie mit etlichen Vorurteilen zur schönsten Nebensache der Welt auf. So zeigten sie, dass der gleichzeitige Orgasmus von Mann und Frau nicht unbedingt eine höhere Stufe der Sexualität bedeutet. Sie wiesen nach, dass die Größe des Penis nichts mit der Intensität sexueller Erregung gemein hat. Außerdem sei die Liebe während der Menstruation oder der Schwangerschaft möglich, schön und befriedigend. Schließlich widerlegten sie sogar den großen Psychoanalytiker Sigmund Freud. Der hatte behauptet, dass der vaginale Orgasmus dem klitoralen überlegen sei. Auch müsse eine Frau durch rein vaginale Stimulation zum Höhepunkt gelangen.
Diese Meinung konnten die Sexual-Experten nicht teilen.
Seit 1959 haben Masters & Johnson viele hundert Männer und Frauen mit sexuellen Funktionsstörungen behandelt. Aufgrund ihrer Erfahrungen entwickelten sie ein verhaltenstherapeutisches Konzept (siehe Seite 43). Die Erfolgsquote ihres Programmes soll bei 80 % liegen.

■ Sexualtherapie für den Hausgebrauch

Die Sexualwissenschaftler Masters und Johnson haben ein verhaltenstherapeutisches Programm entwickelt, mit dem seelisch bedingte Störungen gelöst werden können. Wir haben es etwas vereinfacht:

Erstes Stadium – Erkunden der Körper mit Tabuzonen

Für einige Wochen ist Geschlechtsverkehr nicht erlaubt. Stattdessen darf gestreichelt werden, ausgenommen sind die Genitalien und die Brust. Einerseits können Sie so aktiv den Körper des Partners mit seinen Eigenheiten erkunden, andererseits sich passiv dem Gefühl hingeben, berührt zu werden. Schon dieser Kontakt weckt die Lust oft wesentlich stärker als die eingefahrene Routine.
Über Gefühle, Erwartungen und Ängste zu reden ist wichtig.

Zweites Stadium – intime Berührung wechselweise erlaubt

Jetzt dürfen auch Brust und Genitalien liebkost werden. Wechseln Sie sich ab und lassen dabei Ihre Körper sprechen, was Sie besonders mögen. Die Erektion wird zur Nebensache. Der Mann wird spüren, dass es Intensität in der Liebe unabhängig vom Zustand seines Genitals geben kann. Das entspannt die Seele und gibt dem Liebesleben oft einen sehr anregenden Kick. Dieses Stadium sollte einige Tage durchgehalten werden.

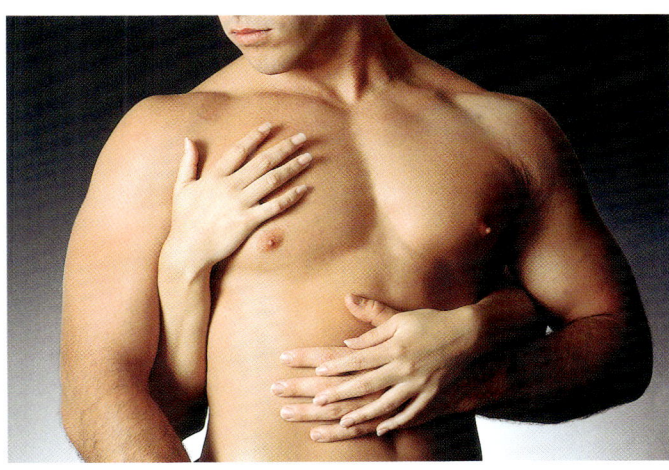

Schlummernde Leidenschaft kann durch die Sexualtherapie wieder entfacht werden.

Drittes Stadium – intime Berührung mit neuer Einfühlsamkeit

Mit all der neu gelebten Einfühlsamkeit ist jetzt sogar wechselseitige Berührung zur gleichen Zeit erlaubt. Auch der Penis darf liebkost werden. Aufkommende Erektionen lassen Sie ruhig wieder vergehen. Widmen Sie sich derweil anderen Stellen am Körper. Die Fixierung auf das Glied wird sich langsam lösen.

Viertes Stadium – behutsame Vereinigung

In dieser finalen Phase ist wieder alles erlaubt, auch der Verkehr. Allerdings ist es wichtig, die Liebeserfahrungen in den körperlichen Austausch zu integrieren. Behutsamkeit und Verspieltheit gehören unbedingt dazu, nicht aber Anspannung und Erwartungsdruck.
Erst nachdem der Mann Selbstvertrauen in seine Erektion entwickelt hat und sich nicht mehr ständig beobachtet und kontrolliert, wird die Liebe vollzogen. Die Frau kann behutsam den Penis einführen.

Spezialübungen gegen vorzeitigen Samenerguss

Sie können selbst versuchen, eine Ejakulation zu stoppen. Die alten Chinesen empfehlen, mit Zeige- und Mittelfinger etwa drei bis vier Sekunden auf den Damm zwischen Hodensack und Anus zu drücken. Gleichzeitig einmal tief durchatmen. Masters und Johnson haben eine Technik für die „Frau-oben-Position" entwickelt. Dabei erhebt sich die Frau in Abständen und drückt etwa drei bis vier Sekunden mit Daumen und Fingern die Eichel des Penis. Durch den Druck verschwindet der Ejakulationsdrang, möglicherweise auch ein Teil der Erektion.

■ Helfer für das Stehvermögen

SKAT – Klassiker unter den Potenzmitteln

Die Schwellkörper-Autoinjektionstherapie, kurz SKAT, war bis zum Durchbruch von Viagra (*siehe Seite 45*) die am häufigsten verordnete Methode, um ein schlaffes Glied zur Erektion zu bringen. Dabei spritzt sich der Mann ein Medikament selbst in den Schwellkörper. Heute wird SKAT vor allem noch dann benutzt, wenn die Nervenbahnen vom Hirn zu den Sexualorganen zerstört sind. Das ist bei einer Operation eines Tumors in der Prostata oft der Fall. Bei SKAT kommt meist der Wirkstoff Alprostadil zum Einsatz (Caverject®, Viridal®). Allen Wirkstoffen ist gemein, dass sie eine entspannende Wirkung auf die Penismuskulatur haben und dadurch die Blutzufuhr ermöglichen. Innerhalb weniger Minuten nach der Injektion schießt das Blut in den Penis, der dann etwa 30 bis 60 Minuten lang fest bleibt. Dieser Effekt

kann allerdings mit unangenehmen Nebenwirkungen verbunden sein, z. B. Schmerzen, Verhärtungen und Vernarbungen im Penis oder Dauererektionen.

Muse: Erektion ohne Injektion

„Erektionen ohne Injektionen", damit wirbt Muse, ein Produkt aus den USA. Mit einer kleinen Plastikkanüle wird der Wirkstoff Alprostadil transurethral, also in den Harnleiter, eingeführt. Anschließend muss der Penis zwischen den Händen gerieben werden, damit sich die Substanz verteilt. Das Glied erigiert. Muse ist nicht so komfortabel wie eine Pille zum Einnehmen und wird von den meisten Männern schon wegen seiner umständlichen Anwendung abgelehnt.

Penis im Vakuum

Sie tun nicht weh und helfen dennoch auf eine ganz simple Weise, den Penis aufzurichten: Vakuumpumpen. Kurz vor dem Liebesakt stülpt man einen Zylinder über

den Penis, saugt dann mit einer angeschlossenen Handpumpe die Luft heraus und erzeugt so einen Unterdruck. Dadurch wird Blut in den Schwellkörper gesogen, und der Penis erigiert. Anschließend nimmt man den Zylinder ab und streift einen Gummiring über die Peniswurzel. Auf diese Weise kann das Blut nicht abfließen, und das Glied bleibt steif. Nach etwa 30 Minuten sollte der Ring wieder entfernt werden. Erst dann wird auch der Weg für das Ejakulat frei, das durch den Gummiring zurückgehalten wird. Vakuumpumpen sind eine gute Lösung, wenn beide Partner damit zurechtkommen.

Implantate für das beste Stück

Heute ist es oft üblich, Körperteile und Organe zu ersetzen, die ihren Aufgaben nicht mehr gerecht werden können. Prothesen der Zähne, Hände oder Beine empfinden wir als sinnvoll, helfen sie uns doch, wieder richtig zu kauen, zu greifen oder zu laufen. Mediziner haben mittlerweile eine ganze Reihe praktikabler Lösungen entwickelt, damit des Mannes bestes Stück wenigstens auf künstliche Weise wieder steht. Sie werden operativ in den Penis eingeführt. Einige muss man sich dabei wie ein dickes Drahtseil vorstellen, das je nach Bedarf nach oben oder unten gebogen und geknickt werden kann. Allerdings bleiben diese Prothesen immer fest. Das kann für den Träger bisweilen peinlich werden, etwa beim engen Tanz. Die Frau kann spüren, dass der Mann etwas Hartes zwischen den Beinen hat. Die Alternative hierzu sind Prothesen, die gezielt aufgepumpt werden können.

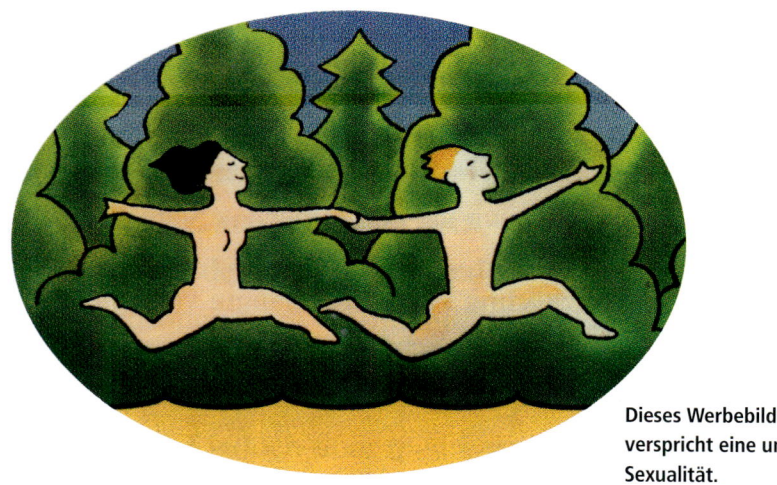

Dieses Werbebild von Muse verspricht eine unbeschwerte Sexualität.

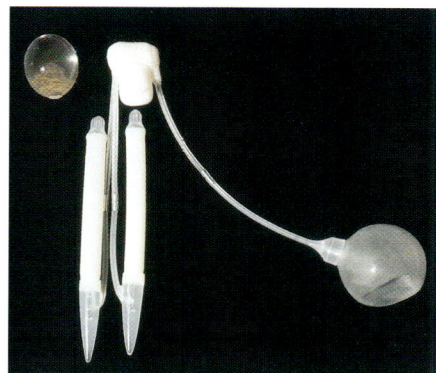

Wenn alle anderen Methoden versagen, kann vielleicht eine Penisprothese helfen.

Den Schritt einer Operation sollten Sie gut überlegen, denn der Schwellkörper des Penis wird dabei unwiederbringlich zerstört, und der Penis neigt anschließend zu Infektionen. Viele Männer haben außerdem Schwierigkeiten mit dem Fremdkörpergefühl. Auch Frauen stehen einer Penis-Prothese häufig etwas befangen gegenüber.

Pillen für die Lust

Im Jahre 1998 machte sich im Wortsinne überall Erregung breit. Mit Viagra erhielt am 27. März die erste wirksame Potenzpille der Welt ihre Zulassung in den USA. Die Europäische Gemeinschaft zog kurze Zeit später nach, im Oktober des Jahres kam Viagra auch nach Deutschland. Die Aktien der Herstellerfirma Pfizer schnellten ebenso in die Höhe wie die Hoffnungen der Männer mit Potenzproblemen. Innerhalb

von wenigen Wochen stieg die Zahl der Verordnungen auf eine Million. Die Hersteller versprachen Besserung bei Erektiler Dysfunktion. Das sprach nicht nur diejenigen an, die unter dieser Krankheit litten. Manche Frauen reagierten sogar ängstlich. Viele Fragen standen im Raum: Wer wird Viagra schlucken? Werden auch gesunde Männer versuchen, sich mit der neuen Potenzpille aufzuputschen und werden sie sich dann zu Sexmaschinen entwickeln, die reihenweise über Frauen herfallen? Wie wird Viagra das Klima im heimischen Ehebett verändern, wird verstärkter Leistungsdruck Einzug halten?

Letztlich hat Viagra wenig verändert. Obwohl viele geglaubt haben, dass hier die Schwelle zu einer Kunstwelt der Liebe überschritten wurde. Tatsächlich ist es nach der ersten Euphorie um das Medikament wieder ruhig geworden. Auch deshalb, weil sehr schnell klar wurde, dass Viagra kein Superaphrodisiakum ist. Es ist nicht geeignet, Männer aus dem Nichts zu Höchstformen auflaufen zu lassen. Auch ist es kein Liebesdoping und macht auch keine stärkeren Orgasmen. Es kann weder die Libido steigern, noch die Erregung im Hirn. Und das ist gut so, man denke nur an potenzielle Triebtäter.

Der Wirkstoff von Viagra, Sildenafil, wirkt nur im Penis selbst. Hier greift es in das feine System von Auf- und Abbau, von Erektion und Erschlaffung ein. Beim gesunden Mann ist es austariert, beim kranken hingegen gestört. Sildenafil blockiert das Enzym Phosphodiesterase-5. Dieses wirkt der Entspannung im Glied entgegen und

verhindert so den ungebremsten Blutzufluss. Durch Ausschaltung des Enzyms kann das Glied hingegen in Ruhe anschwellen.

Viagra hat bei vielen Männern mit Erektiler Dysfunktion das Liebesleben wieder ins Lot gebracht. Risiken sind jedoch nicht ausgeschlossen. Besonders gefährlich ist die gleichzeitige Einnahme von Herzmitteln, die den Stickstoffhaushalt beeinflussen. Die Kombination von Nitraten und Viagra kann zu einem plötzlichen Blutdruckabfall und damit zu Herzversagen führen. Auch bei einem untrainierten Herz kann Viagra zum Verhängnis werden. In vielen Fällen kam es zu mors in coito – Herz-Kreislauf-Versagen beim Geschlechtsakt. Mittlerweile werden rund tausend Todesfälle mit Viagra in Verbindung gebracht. Bei normaler Herztätigkeit gilt Sex unter Viagra-Einfluss aber bisher als recht sicher. Die meisten Nebenwirkungen sind vorübergehend: Kopfschmerzen und Gesichtsrötungen beeinträchtigen die Liebe mit Hilfe von Viagra am häufigsten. Einige Männer klagen über verschleiertes Sehen, Farbwahrnehmungsstörungen und Blausehen.

Das Farbproblem wird vermutlich bald gelöst sein, denn die nächste Pillen-Generation steht kurz vor Markteinführung. Die deutsche Firma Bayer und die amerikanischen Firmen ICOS/Lilly testen derzeit zwei neue Stoffe mit vergleichbarem Wirkungsmechanismus wie Viagra, aber angeblich wesentlich weniger Nebenwirkungen. Das Bayer Produkt heißt Vardenafil, das amerikanische Pendant Cialis. Cialis soll nicht nur schnell, sondern vor allem sehr lange wirken. Über 48 Stunden hinweg kann sich der Mann der Liebe hingeben. Setzt die Erregung wieder ein, so reagiert auch der Penis.

Eine weitere Entwicklung der japanischen Firma Takeda geht dagegen ganz neue Wege. Apomorphin wirkt direkt auf das Erregungszentrum im Gehirn. Allerdings auch hier muss der Impuls zur Lust vom Mann selbst kommen, sonst läuft nichts. Dann aber stimuliert dieses Mittel erstmals direkt die Sexzentren im Hirn und bewirkt, dass mehr erotische Reizimpulse ins Glied gelangen. Apomorphin steckt in kleinen Pillen, die 15 bis 20 Minuten vor dem geplanten Verkehr unter die Zunge gelegt werden. Der Wirkstoff gelangt von dort über die Blutbahn direkt zum Hirn. Erhältlich ist das Mittel unter den Produktnamen Ixense (Takeda) und Uprima (Abbott). Weitere Wirkstoffe befinden sich in der Pipeline der Pharmakonzerne. In den USA testen Wissenschaftler zur Zeit PT-141. Dieser Stoff soll im zentralen Nervensystem die Wirkung von Hormonen stimulieren, die die sexuelle Erregung auslösen. PT-141 wird als Nasenspray angewendet und wirkt nach 30 Minuten. PT-141 soll Männern und auch Frauen helfen.

Viagra wurde auch an Frauen nach den Wechseljahren getestet. Doch bislang gab es nicht immer die gewünschten Effekte – bessere Durchblutung der Sexualorgane. Oft wurden sogar gegenteilige Wirkungen an den Tag gelegt. Anstelle gut durchbluteter Sexualorgane schoss ihnen die Röte ins Gesicht. Daher setzen die Hersteller bei den Damen nun eher auf Salben. Auch für Männer werden Präparate entwickelt, die einfach auf den Penis oder die Eichel aufgetragen werden.

Viagra bekommt Konkurrenz: Potenzmittel in Tablettenform

Firma	Produkt
Pfizer	Viagra
Bayer	Vardenafil
ICOS/Lilly	Cialis
Abbott	Uprima
Takeda	Ixense
MacroChem	Toiglan
Schering-Plough	Vasomax

Lustholz für zufriedene Männer

Schon seit Jahrhunderten verwenden Naturvölker den Wirkstoff aus der Rinde des afrikanischen Yohimbébaumes (*Pausinystalia yohimba*) als Aphrodisiakum. Im Gegensatz zu allen anderen in der Volksmedizin eingesetzten aphrodisierenden Stoffen ist Yohimbin auch unter Schulmedizinern anerkannt. Yohimbin gilt bislang als das stärkste Aphrodisiakum aus der Natur überhaupt. So war Yohimbin jahrzehntelang das einzige oral einzunehmende Präparat gegen Erektile Dysfunktion, bis es vor wenigen Jahren mit der Potenzpille Viagra ernsthafte Konkurrenz bekommen hat.

Yohimbin wurde wiederholt bei Männern mit Erektionsstörungen in doppelblinden Untersuchungen getestet. Doppelblind bedeutet, dass weder die Patienten noch die behandelnden Ärzte wissen, wer Yohimbin und wer nur ein Scheinpräparat (Placebo) erhielt. Die Ergebnisse waren eindeutig. So zeigten sich jene Männer, die Yohimbin genommen hatten, überaus zufrieden über gesteigerte Libido sowie

schnellere und längere Erektion bei sexuellen Begegnungen. Die Erfolgsrate wurde mit rund 30 bis 60 % beziffert.

In Afrika wurde die Rinde des Yohimbébaumes, der volkstümlich auch Liebesbaum, Lustholz und Potenzbaum genannt wird, schon seit Urzeiten von Bantus als Aphrodisiakum verwendet. In Kamerun setzten diese Völker die Rinde als Sakrament bei heidnischen Hochzeiten ein. Die Innenrinde wurde dabei geraspelt und als Liebesstimulans verwendet. Ende des 19. Jahrhunderts – im Detail bis heute ungeklärt – fand die Rinde schließlich den Weg nach Deutschland, von wo sie dann schnell Weltruhm erlangte. 1896 entdeckte der deutsche Chemiker Leopold Spiegel den Hauptwirkstoff der Yohimbé-Rinde und nannte das Hauptalkaloid schlicht Yohimbin. Yohimbin reizt im Rückenmark gelegene Genitalzentren, die für die Erektion verantwortlich sind. Weiter stimuliert es die Ausschüttung von Noradrenalin, dem Gegenspieler des Adrenalins, an den Nervenenden. Der Blutdruck wird auf diese Weise gesenkt, die Muskeln im Schwellkörper entspannen sich. Arterien, vor allem von Haut und Genitalorganen, erweitern sich. Das Blut kann ungestört fließen, auch in den Penis.

Es gibt allerdings Ärzte, die die Wirkung von Yohimbin anzweifeln und an reine Placebo-Wirkung glauben.

Empfohlen wird, die Dosis von fünf bis zehn Milligramm Yohimbinhydrochlorid dreimal täglich kurmäßig über wenige Wochen hinweg einzunehmen. In den Beipackzetteln wird auf seltene Fälle von Händezittern oder Erregungszuständen hingewiesen. Wird Yohimbin direkt als Rinde verwendet, muss insbesondere bei höheren Dosen mit verstärkten Nebenwirkungen gerechnet werden. Typisch sind Übelkeit und Erbrechen, Nervosität, Schwitzen, Muskelzittern, Schwindel, erhöhter Blutdruck, erhöhte Herzfrequenz und Erregbarkeit.

KLEINE DRÜSE MIT GROSSER BEDEUTUNG: PROSTATA

■ Das unbekannte Organ

Für Männer ist die Prostata ein besonderes Organ. Es ist eng mit ihrer Männlichkeit verknüpft. Ist sie krank oder gar operativ entfernt, so fühlen sich viele als Mann regelrecht beschnitten und weniger wert. Viele werden impotent, weil sie Ängste entwickeln und seelisch nicht verkraften, dass da etwas fehlt. Dabei ist die Prostata durchaus entbehrlich. Nur ist das Thema Prostata bei uns tabuisiert – zum Schaden der Männer. Kaum einer, der an der Prostata erkrankt ist, spricht über seine Erfahrungen. Männer müssen lernen, zum Männerarzt zu gehen, so wie Frauen regelmäßig zum Frauenarzt gehen. Andrologen gibt es zwar immer noch wenige, aber Urologen sind ebenfalls auf männliche Sexualorgane spezialisiert. Die meisten

Prostata-Erkrankungen sind gut zu behandeln, auch der Krebs. Ängste müssten nicht sein.

Nährstoffe für die Spermien

Die Prostata ist eine kastaniengroße Drüse. Sie liegt direkt unter der Harnblase. Sie steht ihr gewissermaßen vor. Daher stammt auch ihr Name „Prostata", übersetzt Vorsteherdrüse. Sie umschließt ringförmig den obersten Teil der Harnröhre. Mit zunehmendem Alter vergrößert sich die Prostata bei vielen Männern. Dabei wird dann oft die Harnröhre eingeengt, und es kommt dann schnell zu Problemen mit dem Wasserlassen.

Die gesunde Prostata stellt ein Sekret her, das dem Ejakulat beigemischt wird. Es sorgt dafür, dass die Spermien Nährstoffe haben und beweglich sind. 30 % des Ejakulats bestehen aus dem Sekret der Prostatadrüsen. Bei der Erektion kontrahieren Muskeln und drücken so die Samenflüssigkeit nach außen. Basische Stoffe in der Flüssigkeit bewirken, dass das Sekret der Vagina neutralisiert, also weniger sauer wird. Dadurch werden die Spermien geschützt. Die Abwehrkräfte der Frau hingegen werden kurzzeitig geschwächt (*siehe Seite 16*).

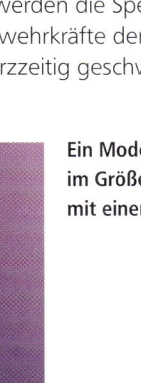

Ein Modell der Prostata im Größenvergleich mit einer Kastanie.

Sowohl der Urin als auch das Ejakulat fließen durch die Harnröhre. Es gibt also nur einen Weg nach draußen. Unterhalb der Prostata liegen noch zwei erbsengroße Drüsen. Kurz bevor Sperma aus der Prostata austritt, sondern diese Cowper'schen Drüsen einen „Lusttropfen" ab, dessen Sekret die Harnröhre von Urinresten reinigt. Gleichzeitig sorgen Muskeln der Prostata dafür, dass kein Urin aus der Harnblase in die Harnröhre gelangt, eine Art äußerer Schließmuskel also. Dieser Schließmuskel ist gleichzeitig Teil der Beckenbodenmuskulatur. Die Prostata liegt also mitten im Beckenboden, der den Bauch nach unten hin begrenzt und die inneren Organe trägt.

Die meisten Menschen haben vermutlich nur eine vage Vorstellung davon, was die Prostata leistet. Deshalb gibt es den Irrglauben, dass Männer nach einer Prostataoperation zwangsläufig impotent sind. Das ist falsch. Fachleute schätzen die Wahrscheinlichkeit, nach einer Operation an einer Erektilen Dysfunktion zu erkranken, auf null bis 63 %. Bei einer Totaloperation muss in 80 bis 90 % mit Impotenz gerechnet werden. Wie viele Männer ihre Fähigkeit zum Orgasmus einbüßen, ist unbekannt. Sicher ist der Anteil aber geringer, zudem werden die Operationsmethoden immer besser und schonender.

Liebe ohne Prostata

Viele Männer ohne Prostata erleben Orgasmen. Nur der Samenerguss bleibt bei allen aus. Wenn die Prostata fehlt, gelangen die ausgestoßenen Samen nicht in die Harnröhre, sondern in die Harnblase. Dort sterben sie ab, da sie keine Nährstoffe bekommen und das Milieu sehr sauer ist.

Prostatakrebs ist heilbar: Nutzen Sie die Vorsorge

Noch immer gehen viel zu wenig Männer zu Vorsorgeuntersuchungen, gerade einmal 10 %. Gründe sind oft Angst, Scham oder schlicht Ignoranz. Dabei kann diese Vorsorge Leben retten, denn Prostatakrebs ist heilbar.

Allein im vergangenen Jahr erkrankten in Deutschland 31 600 Männer an Prostatakrebs. Damit wurde sogar der Lungenkrebs vom ersten Platz der Krebsstatistik verdrängt. Ein Viertel der betroffenen Männer wird sterben – die meisten, weil der Krebs nicht rechtzeitig erkannt wurde. Dabei ist Prostata-Krebs sehr gut zu diagnostizieren. Bereits Jahre vor den ersten Symptomen lässt sich durch einen spezifischen Marker eine Erhöhung des PSA-Wertes feststellen. PSA steht für „Prostata Spezifisches Antigen" und ist ein Eiweiß. Im Ejakulat baut es andere Eiweiße ab, damit sich die Samen ungehindert bewegen können. Nicht nur bei Krebs, sondern auch bei einer Altersprostata und bei Entzündungen kann sich der PSA-Wert erhöhen. Ein erhöhter PSA-Wert bedeutet also nicht unbedingt die Diagnose „Krebs". Er birgt jedoch die Chance, den Krebs frühzeitig zu erkennen.

Der Test kann bei einem Arzt durchgeführt werden oder zu Hause, seit kurzem ist er in Apotheken rezeptfrei erhältlich. Leider wird diese Untersuchung derzeit aber nicht von den Krankenkassen übernommen. Dennoch empfehlen wir Männern ab 45 Jahren, den PSA-Test regelmäßig durchzuführen.

Bei einer rektalen Untersuchung, bei der der Arzt die Prostata über den Darm abtastet, wird Krebs meist zu spät erkannt. Dennoch wird diese Untersuchung gerne durchgeführt, da sie einfach ist, schnell und weitere Informationen liefern kann.

Zwischen dem Enddarm und der Prostata liegen nur wenige Millimeter Gewebe. Wenn die Prostata gesund ist, fühlt sie sich elastisch an. Bei einer Prostatitis ist sie schmerzempfindlich und möglicherweise geschwollen. Haben sich Knoten gebildet, ist sie verhärtet oder vergrößert, könnten dies Anzeichen für eine Geschwulst sein. Die Prostata kann auch selbst abgetastet werden, vorher und nachher: Hände waschen nicht vergessen. Mit etwas Vaseline oder einfacher Hautcreme auf den Fingern geht es problemlos. Wurde Prostatakrebs frühzeitig diagnostiziert, gilt es zunächst einmal, Ruhe zu

bewahren. Prostatakrebs ist eine langsam wachsende Geschwulst. Es gibt also immer noch genügend Zeit, sich die Informationen für die beste Behandlung zu suchen. Operation (Prostatektomie), Bestrahlung und Hormontherapien sind anerkannte Verfahren.

Außerdem kann die Deutsche Krebshilfe Beistand leisten: Tel.: 02 28/7 29 90-0; www.krebshilfe.de
Hier kann auch die kostenlose Informationsbroschüre „Prostatakrebs" bezogen werden.

Weitere Kontaktadressen:
Bundesarbeitsgemeinschaft Prostatakrebs Selbsthilfe e.V. (BPS);
(www.prostatakrebs-bps.de;
Tel.: 0 51 08/92 66 46; Wolfgang Petter)
Bundesverband Prostata Selbsthilfe e.V.
(www.Bundesverband-Prostata.com)

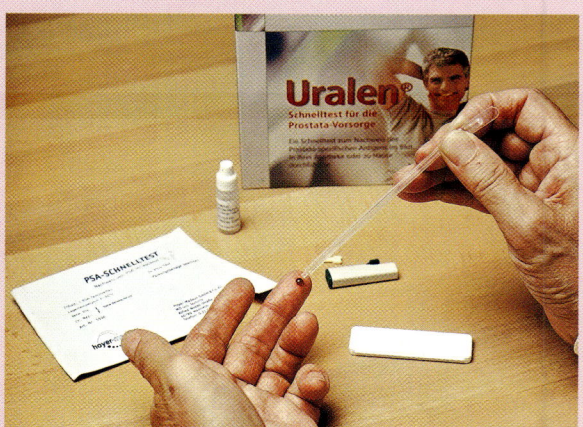

Der PSA- Schnelltest misst ungewöhnliche Veränderungen in der Prostata, z.B. Entzündungen oder Krebs. Frühzeitig festgestellt, ist Prostatakrebs heilbar.

Mit dem Urin werden sie dann ausgeschieden.

Die Prostata produziert keine Spermien. Wenn ein Mann nach einer Prostataoperation Kinder haben möchte, so ist das möglich. Er ist zwar zeugungsunfähig und kann kein Kind mehr auf natürlichem Weg zeugen. Aber die Samen können vom Arzt direkt aus den Hoden entnommen werden.

Die Prostata produziert keine Hormone. Deshalb hat diese Drüse keine Auswirkung auf die Potenz des Mannes. Auch wenn die Prostata entfernt wurde, kann der Penis voll aktiv sein. Anders liegt der Fall, wenn bei der Operation Nerven, die für die Erektion wichtig sind, verletzt wurden. Aber auch hier gibt es Hilfe (siehe Seite 44). Zudem gibt es Männer, die die Operation seelisch nur schwer verkraften und mit einer psychisch ausgelösten Erektilen Dysfunktion reagieren.

■ Sensible Männerdrüse: Schmerzen ernst nehmen

Wenn sich Erreger einnisten

Meist sind Bakterien Auslöser für Entzündungen der Prostata. Betroffen sind vor allem junge Männer zwischen 20 und 40 Jahren. Schmerzen beim Wasserlassen, Ausfluss und Juckreiz am Penis, aber auch Druck am Damm sind Zeichen. In schlimmen Fällen kann es sogar zu einem völligen Harnverschluss kommen. Weil die Prostata dicht am Enddarm sitzt, kann auch der Stuhlgang Schmerzen verursachen. Ratsam ist es, schon bei den ersten Symptomen den Arzt aufzusuchen.

Bei chronischen Entzündungen sind die Beschwerden meist schwächer. Dafür ist die Behandlung langwierig und kann sich über mehrere Jahre hinziehen.

Solange Schmerzen bei der Erektion oder beim Samenerguss auftreten, sollte mit Geschlechtsverkehr zurückhaltend umgegangen werden. Zumal sich dabei sogar die Partnerin anstecken könnte. Also vorsichtshalber Präservative verwenden. Grundsätzlich scheint es günstig zu sein, wenn das Prostatasekret abfließen kann. Sex hat hier sogar eine gewisse vorbeugende Wirkung. Männer, die regelmäßig zweimal pro Woche mit ihrer Partnerin schlafen, erkranken seltener an Prostatitis als Männer, die nicht so häufig Geschlechtsverkehr haben.

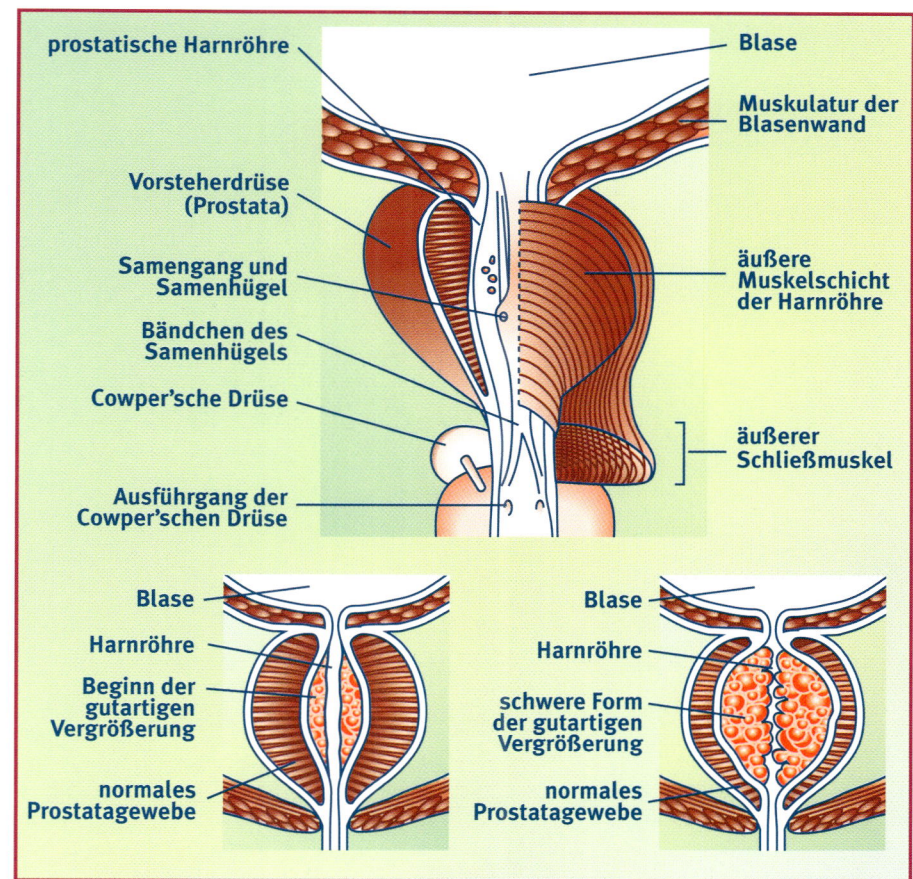

Die gesunde Prostata umfasst die Harnröhre wie ein Ring. Wenn die Prostata zugeschnappt hat, ist es meist schon zu spät. Gehen Sie zum Arzt, sobald Probleme mit dem Wasserlassen auftreten.

Ein Männerorgan
unter seelischem Druck

Die Prostata steht mit dem vegetativen Nervensystem im engen Kontakt. Deshalb können sich Ängste und Stress direkt auf diese empfindliche Drüse auswirken. Auch Probleme mit der Partnerin oder Versagensängste können Schmerzen an der Prostata auslösen. Mediziner vermuten, dass der seelische Druck zunächst zu Verkrampfungen der Beckenbodenmuskulatur führt, die sich dann auf die Prostata auswirken. Die Symptome ähneln denen einer bakteriellen Prostataentzündung. Ärzte sprechen bei dieser Form der Prostataerkrankung von vegetativem Urogenitalsyndrom.

Ohnehin reagiert die Prostata sehr direkt auf unsere Lebensweise: Unterkühlungen, körperliche Überforderung, aber auch mangelnde Bewegung und falsche Ernährung sowie zu viel Alkohol und Nikotin schaden der sensiblen Männerdrüse. Im schlimmsten Fall kann das ebenfalls die so genannte abakterielle Prostatopathie auslösen.

Symptome einer nicht-bakteriellen Prostata-Entzündung

- Probleme bei der Harnentleerung, z. B. Harnverhalt, „Pippi-Stottern"
- Schmerzen beim Wasserlassen
- Häufiger Harndrang
- Schmerzen im Damm, in den Leisten und im unteren Rücken (vor allem nach dem Geschlechtsverkehr)
- Verminderter Sexualtrieb
- Schmerzen bei der Erektion und bei der Ejakulation
- Impotenz (in manchen Fällen)

■ Die Prostata wächst im Alter

Mit den Jahren vergrößert sich die Prostata. Drüsen im Inneren der Prostata beginnen zu wuchern. Gefährliche Krebsgeschwulste hingegen entstehen meist außen. Bis heute ist nicht geklärt, warum die Prostata im Alter wächst. Einige Wissenschaftler vertreten die Ansicht, dass es sich um einen natürlichen Prozess handelt, der durch die Umstellung in der Hormonproduktion ausgelöst wird. Einige Alternativ-Mediziner glauben an einen Zusammenhang von schlechter seelischer Verfassung und dem Wachstum. Sicher ist, dass Sie die Liebe unbesorgt genießen können. Denn die sexuelle Aktivität hat keinen Einfluss auf das Wachstum der Prostata. Viele Männer können mit einer vergrößerten Prostata gut leben. Problematisch wird es allerdings, wenn das Gewebe nach innen wächst und dabei die Harnröhre einschnürt. Die ersten Symptome sind noch recht harmlos und eher lästig: Der Urin läuft nicht sofort aus

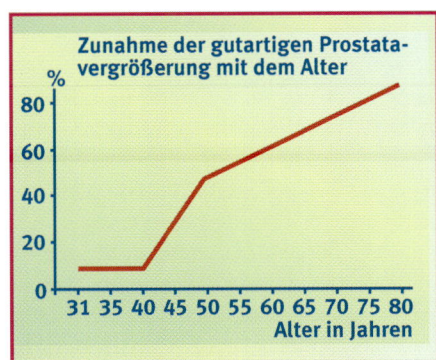

Die gutartige Vergrößerung der Prostata ist weit verbreitet. Etwa die Hälfte der 40- bis 50-jährigen Männer leidet an den Folgen, bei den 70- bis 80-jährigen sind mehr als 80 % betroffen.

dem Penis, sondern erst mit einer kleinen Verzögerung. Der Strahl wird mit der Zeit langsam dünner, und es dauert einfach länger, bis die Harnblase entleert ist. Manchmal kommt es auch zu Unterbrechungen – Stottern – im Harnfluss. Nachts werden betroffene Männer häufiger wach und müssen aufstehen, um Wasser zu lassen. Namen gibt es für diese Erkrankung viele: Prostataadenom, Prostatahypertrophie oder Benigne Prostata-Hyperplasie, übersetzt gutartige Prostatavergrößerung, kurz BPH genannt.

Im Anfangsstadium ist sie noch gut zu behandeln, deshalb sollte auf Warnzeichen des Körpers geachtet werden. Mit zunehmender Vergrößerung sammeln sich immer größere Mengen an Restharn in der Blase an; eine ideale Brutstätte für gefährliche Keime. Wenn die gutartige Vergrößerung weit fortgeschritten ist, versagen schließlich Muskulatur und Nerven der Blase. Sie kann die Entleerung dann nicht mehr richtig steuern; es kommt zum „Auslaufen" von Urin, der so genannten Überlaufinkontinenz. Wenn die Beschwerden zu groß werden und auch Medikamente nicht mehr nützen, wird überschüssiges Gewebe der Prostata entfernt. Gerade bei der Behandlung der gutartigen Vergrößerung haben sich Naturheilmittel sehr stark durchgesetzt, zumal sie über einen langen Zeitraum genommen werden können. Allerdings ist für die meisten Mittel bislang keine wissenschaftliche Wirkung nachgewiesen. Kritiker sagen, dass die meisten pflanzlichen Präparate nur Scheinwirkung (Placebo) entfalten (*siehe Seite 76*). Tatsächlich reagiert die Prostata aber besonders gut auf Placebo. In rund 30 % aller Fälle ließen sich Probleme, die mit Vergrößerungen der Prostata einhergehen, mindern. Erklärt wird dies mit dem großen Einfluss der Psyche und damit des vegetativen Nervensystems auf das feinfühlige Drüsenorgan. Wir empfehlen Mittel aus Brennnesselwurzeln, Sägemehlpalmfrüchten, Kürbissamen, Roter Sonnenhut, Zitterpappel, Roggenpollen und Sitosterin. Sitosterin wird aus der Knolle der südafrikanischen Pflanze *Hypoxis rooperi* gewonnen.

▪ Gute Taten für die Prostata

▪ Eine ausgeglichene Psyche ist ein wichtiger Garant für eine gesunde Prostata: Übermäßigen Stress vermeiden und der Seele Gutes tun.

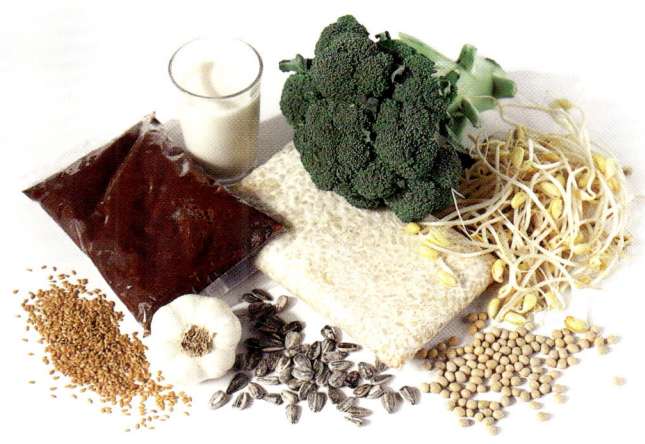

Eine ausgewogene Ernährung enthält den Wirkstoff Genistein. Im menschlichen Körper erzielt er eine milde hormonähnliche Wirkung, die Prostatakrebs vorbeugt.

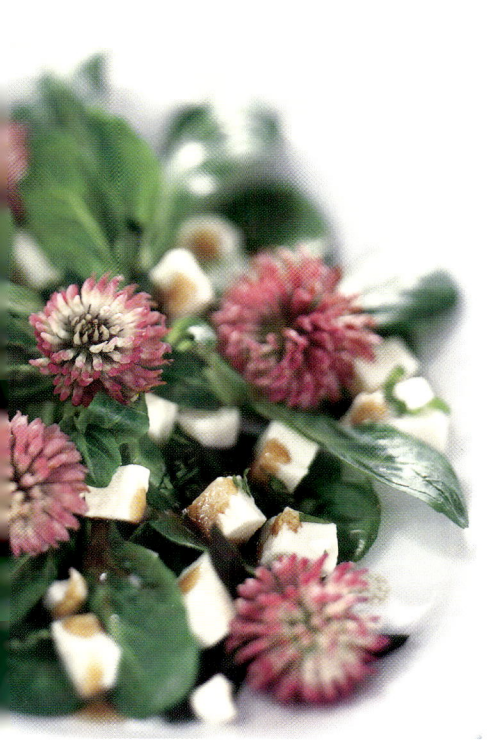

In Rotklee sind Phytoöstrogene enthalten, die die Prostata schützen. Blüten einfach über den Salat streuen.

▪ Langes Sitzen reizt die Prostata: Hin und wieder aufstehen, auch bei längeren Schreibtischarbeiten.

▪ Auch ausgiebiges Reiten oder Radfahren (*siehe Seite 41*) oder lange Autofahrten können für die Prostata zur Tortur werden.

▪ Regelmäßig Sport treiben – Überanstrengungen hingegen sind Gift für die Prostata.

▪ Nicht rauchen.

▪ Die Prostata fühlt sich bei Wärme wohl, Kälte schadet.
Unterkühlungen verhindern: Nicht auf kalte Unterlagen setzen, Lammfellmatten auf Ledersitze legen, z. B. im Auto, nicht zu lange in kaltem Wasser baden und mit Motorradfahren vorsichtig sein. Mit warmen Sitzbädern können die

Beschwerden sogar bei einer akuten Prostatitis gelindert werden.

▪ Mindestens zwei bis drei Liter am Tag trinken.
Tee aus dem kleinblütigen Weideröschen beruhigt die Harnblase und lindert so Beschwerden mit dem Wasserlassen. Auch Opuntia-Tee kann helfen (*siehe Seite 52*).
Alkohol vermeiden, vor allem wenn die Prostata bereits angegriffen ist. Dann sollten auch keine kalten Getränke getrunken und auf Kaffee weitestgehend verzichtet werden. Kaltes Bier sollte tabu sein.

▪ Gesund ernähren.
Viel Obst und Gemüse essen. Zu viel Fett meiden, fettreiches Essen begünstigt Prostatakrebs. Ballaststoffreich essen. Das ist eine wichtige Voraussetzung für einen regelmäßigen Stuhlgang. Verstopfung hingegen könnte die Wirkung einer Prostatavergrößerung verstärken. Bei einer ausgewoge-

nen Ernährung nimmt man rund 200 Milligramm Sitosterin auf. Schon 30 Gramm Soja- oder Sonnenblumenöl enthalten zehn Milligramm. Das ist die Menge, die auch in üblichen Phytopharmaka enthalten ist. Das ist leckerer und preiswerter.

■ Phytoöstrogene, das sind hormonähnliche Pflanzenstoffe, schützen die Prostata (*siehe Seite 29*). Sie sind unter anderem in Sojaprodukten, Broccoli, Karotten, Rotklee, Leinsamen und Sonnenblumenkernen enthalten. Rezepte und weitere Informationen hierzu finden Sie auf *Seite 29f.*. Knabbern Sie Vital-Crispies HT. Auch sie sind reich an Phytoöstrogenen (*siehe Seite 31*). Überhaupt gibt es einige Lebensmittel, die man als ausgesprochen prostatafreundliche Kost bezeichnen kann.

Der Feigenkaktus, ein vielseitiger Exot

Eigentlich verbindet man mit Kakteen keinen kulinarischen Genuss. Dennoch gibt es unter den ungefähr 6000 Kakteenarten auch einige, deren schmackhafte Früchte sich nicht hinter Banane, Kiwi oder Orange verstecken müssen. Zu diesen Kakteen gehört auch der Feigenkaktus, *Opuntia ficus indica*, dessen Ursprung in den Trockengebieten Mexikos liegt. Erst im 16. Jahrhundert brachten spanische Seefahrer, die offensichtlich Geschmack an den Früchten gefunden hatten, die Pflanze nach Europa. Seither findet man den Feigenkaktus in den Ländern rund ums Mittelmeer, aber auch in vielen subtropischen und tropischen Ländern, bis nach Südafrika und Australien. Die Früchte, von denen übrigens nur das Fruchtfleisch gegessen wird, werden meist unreif ge-

erntet. Reif sind sie, wenn sie eine gelbe bis rote, manchmal sogar bräunliche Farbe aufweisen.

Auch die Blüten der Opuntie sind offensichtlich wahre Tausendsassas. Das hat eine Forschergruppe an der Ben-Gurion-Universität, Beer Sheva belegt: Männer mit Prostataproblemen bekamen das Blütenpulver über mehrere Wochen hinweg in Kapseln verabreicht. Die Tagesdosis entsprach 1,5 Gramm Pulver.

Die Untersuchung brachte folgende positiven Ergebnisse für die Prostatakranken: Die Häufigkeit des Wasserlassens reduzierte sich um 80 %. Der ständige Harndrang ließ nach, ebenso das Gefühl, sich nicht komplett entleeren zu können. Gleiches galt auch für das lästige Tröpfeln nach dem Wasserlassen und vor allem die nächtliche Rennerei zur Toilette. Bei vielen Patienten wurde sogar eine vorher notwendige Prostataoperation überflüssig. In Israel kann man Opuntia-Tee in jedem Supermarkt kaufen.

Opuntia-Tee

Opuntiablütentee gibt es vor allem als Pulver. Nehmen Sie zwischen ein und zwei Teelöffel, das entspricht etwa 1,5 bis drei Gramm je Portion Tee. Nach dem Aufbrühen lassen Sie den Tee etwa sechs bis zehn Minuten ziehen.

Ganze Blüten lassen sich direkt im Tee verwenden, drei Blüten entsprechen etwa einem Gramm. Für andere Anwendungen müssten Sie diese zerkleinern, entweder im Mörser oder in einer Kaffeemühle mit Schlagwerk.

Wir haben die Wirkstoffe der Pflanze besonders lecker verpackt:

Liebeskonfekt aus der Wüste
(Für ca. 15 Stück)
150 g Vollmilchkuvertüre
12 g Kaktusblüten
ca. 2 Tassen Cornflakes

Kuvertüre im Wasserbad schmelzen, die pulverisierten Kaktusblüten und die Cornflakes hinzugeben. Alles gut vermischen und dann mit zwei Teelöffeln kleine Bällchen ausstechen. Auf einem Backblech erkalten lassen.

Kaktusfeigenkaramell
(Für ca. 20 Stück)
75 g Zucker
30 g Butter
75 g Sahne
100 g gehackte Mandeln
50 g gehackte, getrocknete Aprikosen
50 g Korinthen
50 g Kürbiskerne
1 Pr. Zimt
1 Pr. Ingwer
12 g pulverisierte Kaktusblüten
ca. 20 Backoblaten

Zucker auf kleiner Flamme schmelzen und leicht anbräunen lassen. Von der Platte nehmen, die weiche Butter und die Sahne hinzugeben und verrühren. Alle weiteren Zutaten damit vermengen. Mit zwei Teelöffeln kleine Häufchen ausstechen, auf die Oblaten setzen und trocknen lassen.

Sexualität:
Liebeslust und Liebesleid

ORGASMUS ALS GIPFEL DER LUST – EIN STÜCK IN VIER AKTEN

■ Erster Akt: Wenn es heiß wird

Die Lust beginnt im Kopf. Das Sexualzentrum sitzt im Hypothalamus. Von dort aus werden Impulse an das Erektionszentrum des Rückenmarks geschickt. Die Neurohormone Oxytocin und Vasopressin (wirkt blutdrucksteigernd) werden ausgeschüttet. Daher rührt vermutlich der Beiname „Glückshormon" für das Oxytocin. Die Auslöser für die Aktivitäten im Hirn, die unsere Libido entfachen, sind vielfältig: Der Gedanke an den geliebten Menschen, ein aufregender Geruch, der Anblick eines erotischen Pos, das Fühlen einer streichelnden Hand. Sind die Nervenimpulse vom Hirn auf den Weg in unseren Körper gebracht, beginnt die Erektion in den Sexualorganen:

Wenn der Saft der Frau fließt

Bei der Frau verengen sich die Gefäße in der Vagina, dadurch tritt Flüssigkeit aus, die Vagina wird feucht. Mit zunehmender Erregung dringt diese Gleitflüssigkeit bis zu der Vaginalöffnung und den Schamlippen vor. Wie diese Flüssigkeit aussieht, riecht

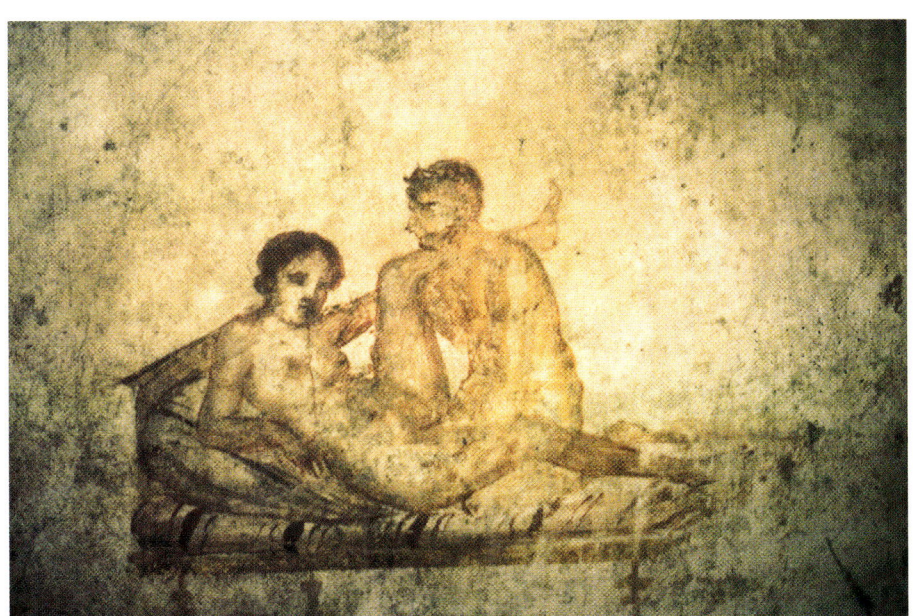

In vielen alten Kulturen gab es reichhaltiges Wissen um partnerschaftliche, genussreiche Sexualität. Bei uns haben Frauen es erst jetzt geschafft, ihre sexuelle Selbstbestimmtheit zu entwickeln. Bis zur Mitte des 20. Jahrhunderts hielt sich das Vorurteil, dass nur Männer Orgasmen haben.

und schmeckt, variiert von Frau zu Frau. Selbst bei einer Frau kann dies sehr unterschiedlich sein. Auch sagt die Menge nicht unbedingt etwas über ihren Erregungszustand aus. Für das Liebespaar ist es hingegen angenehmer, wenn der Penis in

eine stark befeuchtete Vagina eindringt. Gleichzeitig weitet sich die Vagina. Der Gebärmutterhals und die Gebärmutter richten sich auf. Die Schamlippen und die Klitoris schwellen an. Auch die Brust kann etwas größer werden und die Brustwarzen hart.

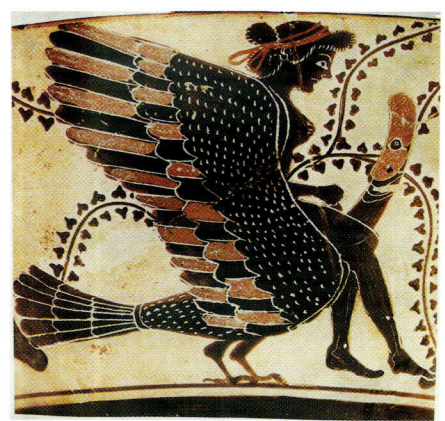

Im alten Griechenland verkörperte der Phallusvogel den Gott der Fruchtbarkeit.

■ Zweiter Akt: Umso länger, desto größer der Genuss

Die Spannung steigt, die so genannte Plateauphase ist erreicht: Diese ist für beide schon ein höchst befriedigendes Erlebnis. Blutdruck, Atmungsfrequenz und Herzschlag steigen. Bei der Frau werden die Schamlippen dunkler, die Gebärmutter richtet sich nun steil auf und in der Scheide bildet sich ein regelrechter Blutstau.

Eine Art Scheidenmanschette entsteht. Der Penis kann intensiver umschlossen werden. Die Klitoris zieht sich unter das von den äußeren Schamlippen gebildete Häubchen zurück. Damit schützt sie sich vor zu heftigen Berührungen. Die Empfindlichkeit der Klitoris bleibt aber weiterhin bestehen. Viele Frauen und einige Männer bekommen rote Flecken auf der Haut. Aus dem Penis tritt das „Lusttröpfchen" aus (*siehe Seite 47*). In dieser Flüssigkeit, die dem

Wenn der Penis sich aufrichtet

Beim Mann bewirken die Nervenimpulse in Sekundenschnelle, dass sich die glatten Muskelzellen im Penis entspannen. Dann können sich Arterien und Schwellkörper erweitern und das Blut in den Penis fließen. Ein ausgeklügelter Mechanismus, denn die sich füllenden Gefäße schnüren nun die Venen ab und unterbinden so den Rückfluss des Blutes aus dem Penis. Das Blut staut sich, der Penis wird prall. Der Hoden verändert seine Lage. Seine Falten glätten sich und er wird näher an den Körper herangezogen.
Unabhängig von einem Liebesakt haben Männer im Verlauf einer Nacht etwa fünf bis sechs Erektionen von fünf- bis zehnminütiger Dauer. Um zum Orgasmus zu gelangen, braucht es dann aber schon intensiverer körperlicher Reize.
Lediglich 1 % der Männer träumt sich zum Höhepunkt.

Der Orgasmus bei der Frau kann sehr unterschiedlich verlaufen, die Plateauphase kann sehr lang, aber auch sehr kurz sein, auch mehrere Orgasmen hintereinander sind möglich (1). Kurve 2 zeigt Erregung, die zwar die Plateauphase erreicht, aber ohne sich zum Orgasmus zu steigern.
Bei Männern gleichen sich die Muster meist sehr. Dennoch kommen auch hier Verläufe, die denen der Frau ähnlich sind, vor.

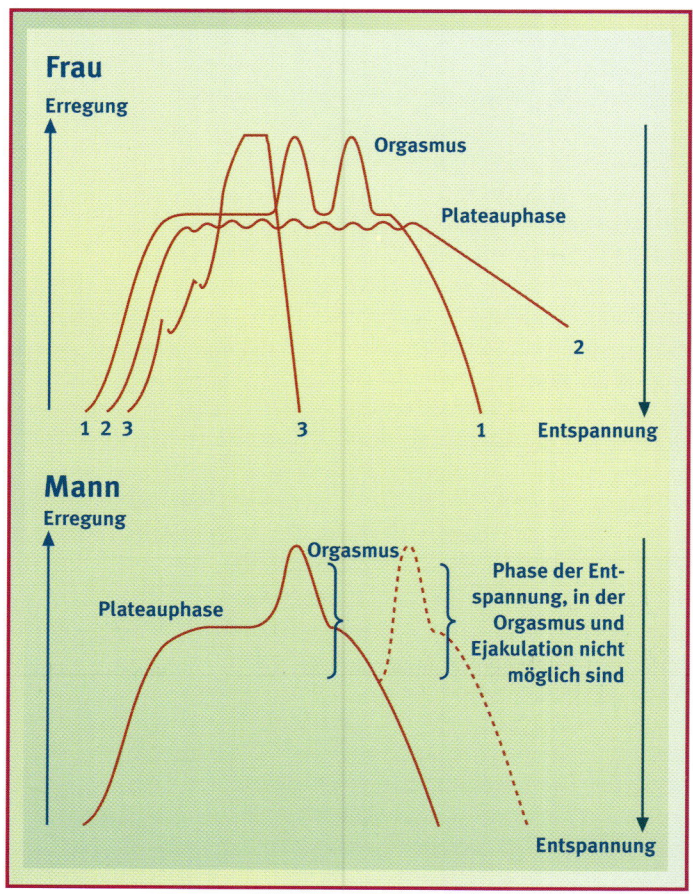

Frau
Erregung
Orgasmus
Plateauphase
1 2 3   3   1   Entspannung

Mann
Erregung
Orgasmus
Plateauphase
Phase der Entspannung, in der Orgasmus und Ejakulation nicht möglich sind
Entspannung

Orgasmus und der Ejakulation vorausgeht, sind bereits fruchtbare Spermien enthalten. Deshalb muss der Coitus Interruptus eigentlich schon vor der Plateau-Phase stattfinden.

Für Frauen ist es manchmal sehr schwer, von dieser Phase zum Orgasmus zu kommen. Deshalb legen die meisten einen besonderen Wert auf ein ausgedehntes Vorspiel. Genau wie Männer erleben sie einen Abbruch des Aktes als unbefriedigend und frustrierend.

Nicht nur ein inneres Abschalten vom Alltagsstress, auch ein „geschickter" Liebhaber, also ein Mann, der die Vorlieben der Frau sehr gut erkennen kann, sind für ein „Abheben" notwendig. Wenn es bei Ihnen öfter mal nicht klappt, sollten Sie sich gemeinsam Gedanken machen, wie Sie beide zum Orgasmus kommen können. Vielleicht lohnt sich eine professionelle Beratung.

■ Dritter Akt:
Abheben zum Höhepunkt

Der „Point of no return" ist erreicht. Der Orgasmus ist in Gang gesetzt. Die Beschreibungen dieser gewaltigen Gefühlsempfindung unterscheiden sich von Mensch zu Mensch ganz erheblich. Für den einen ist es eine Explosion, für den nächsten eine süße Welle und für den dritten eine erleichternde Auflösung der Spannung. Diese Gefühle drücken sich in lautem Stöhnen, Schreien, Weinen, Lachen oder wilden Bewegungen aus.

Frauen erleben den Orgasmus durch Kontraktionen: Muskeln der Gebärmutter, aber auch des analen Schließmuskels ziehen sich rhythmisch zusammen. Je intensiver

Wenn die so genannte Plateauphase erreicht ist, steigen Blutdruck, Atmungsfrequenz und Herzschlag. Ist die dritte Phase erreicht, gibt es kein Zurück mehr.

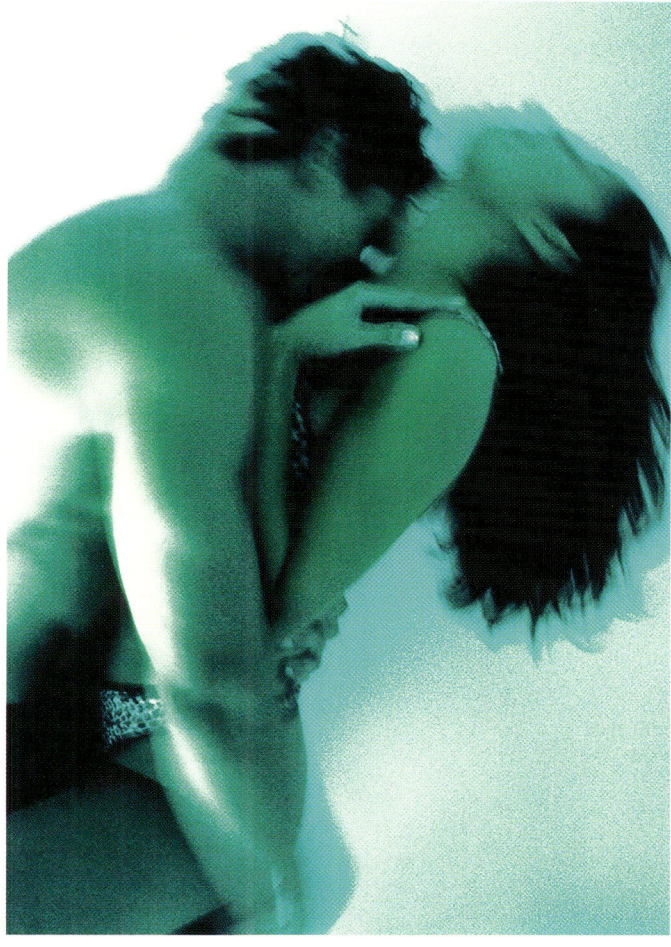

der Orgasmus ist, desto mehr Muskelkontraktionen gibt es und umso stärker sind sie. Der weibliche Orgasmus erleichtert eine Befruchtung, da bei den Scheidenkontraktionen die Spermien Richtung Gebärmutter befördert werden.

Beim Mann wird auf dem Höhepunkt der Erregung ein Reflexzentrum in der Wirbelsäule aktiviert, das dann Signale zu Muskeln sendet, die die Samenleiter umgebenden Muskeln kontrahieren. Das Sperma wird so zusammen mit der Samenflüssigkeit in die Harnröhre gedrückt. Die so genannte „Emission", diese Dehnung der Harnröhre, löst rhythmische Anspannungen besonders eines Muskels aus, der den Penis von unten umfasst. Die Ejakulation beginnt. Aber nicht nur der

Unterleib, der ganze Körper wird von dem orgiastischen Gefühl erfasst.

■ Vierter Akt: Entspannung breitet sich aus

Wenn das Hochgefühl langsam nachlässt, setzt Entspannung ein. Frauen können direkt mehrere Orgasmen hintereinander haben. Sie gleiten dann auf das Plateau-Niveau zurück und können von neuem den Gipfel erklimmen.

Beim Mann sieht das anders aus, nach einer Ejakulation tritt zunächst unweigerlich Ruhe ein. Die Penisvenen öffnen ihr Volumen wieder und das Blut strömt aus dem erschlaffenden Penis ab. Junge Männer können sehr schnell, wenige Minuten später, eine neue Erektion bekommen, ältere brauchen dafür eher mehrere Stunden. Manche Männer sollen es fertigbringen, die Ejakulation beim Orgasmus zu unterdrücken. Sie berichten davon, dass auch sie – ähnlich der Frau – multiple Orgasmen erleben können.

Wer sich besonders in Stimmung bringen möchte, kann unsere Tipps und Rezepte im Kapitel „Tipps und Rezepte für Lust und Liebe" aufgreifen.

Unterstützen kann man die Orgasmusintensität durch ein Training der Beckenmuskeln.

Kleine Beckenbodengymnastik für die Frau

Die Beckenbodenmuskulatur hält die inneren Geschlechtsorgane sowie den Darm an ihrem Platz. Da diese Muskeln mit vielen Nervenenden durchzogen sind, kann ihr Zusammenziehen und Entspannen sexuelle Erregung erzeugen. Kräftige Muskeln verbessern die vaginale Empfindungsfähigkeit der Frau und spielen bei der Erregung der Klitoris eine wichtige Rolle. Es kann also durchaus reizvoll sein, diese Muskeln mit einer kleinen Gymnastik zu kräftigen. Es gibt einen Trick, mit dem Sie die Beckenmuskeln zunächst einmal bewusst wahrnehmen können. Versuchen Sie, auf der Toilette den Harnstrahl zwischendurch zu stoppen. Wenn dies funktioniert, haben die Beckenmuskeln eine gewisse Kraft, funktioniert es nicht, dann ist die Muskulatur zu schwach. Trainiert werden kann aber in jedem Fall: Die Beckenmuskulatur fünf bis zehn Sekunden zusammenziehen und danach zehn Sekunden entspannen. Mindestens zehnmal am Stück und ca. drei- bis viermal am Tag wiederholen. Diese Übung kann nicht nur die Orgasmusfähigkeit steigern, sondern kräftigt auch nach der Geburt die strapazierten Beckenmuskeln. Schwierigkeiten mit dem Harnhalten können in vielen Fällen damit behoben werden. Übrigens profitieren auch Männer, sowohl was sexuelle Lust als auch das Harnanhalten angeht, von den Übungen.

■ Der ominöse G-Punkt

Lange Zeit war für seriöse Forscher unklar, ob es diesen sagenumwobenen Punkt überhaupt gibt. Mittlerweile steht zwar außer Frage, dass er existiert. Aber nicht jede Frau kann ihn auch wirklich spüren. Er liegt etwa drei bis fünf Zentimeter vom Scheideneingang entfernt an der Vorderwand der Vagina. Zwei kleine Wülste an der ca. 10 Pfennig großen Stelle sind manchmal zu erfühlen. Tatsächlich kann der G-Punkt in der Hocke mit dem Finger noch am leichtesten gefunden werden. Bei sexueller Stimulierung durch Druck schwillt dieser Punkt fühlbar an. Manche Frauen nehmen ihren G-Punkt trotzdem nicht wahr. Er vermag die sexuelle Lust zu steigern, für einen Orgasmus ist er aber keineswegs notwendig. Die amerikanische Sexualforscherin Beverly Wripple hat dieser besonderen weiblichen Stelle ein ganzes Buch gewidmet. Sie stellt eine Verbindung zwischen der Prostatadrüse des Mannes und dem G-Punkt her. Anscheinend entsprechen sich diese beiden Organe wie Penis und Klitoris. Ebenso wie bei der Vorsteherdrüse wird vom G-Punkt eine Flüssigkeit gebildet, die in ihrer Zusammensetzung dem Prostatasekret ähnelt.

Seinen ominösen Namen verdankt der G-Punkt seinem Entdecker, dem deutschen Gynäkologen Ernst Gräfenberg.

Wenn frau ejakuliert

Allerdings ist diese „Ejakulation" kein lustvolles Schießen, sondern eher ein Fließen oder Tropfen. Beim Orgasmus tritt aus zwei winzigen Öffnungen, die neben der Harnröhrenöffnung liegen, eine wässrige Flüssigkeit aus. Wegen der Nähe zur Harnröhre hat schon manche Frau dieses Sekret fälschlicherweise für Urin gehalten. Es handelt sich um das Sekret der paraurethralen Drüsen. Warum dieses Sekret mal abgegeben wird und mal nicht, ist bisher unklar. Frauen, die diesen Vorgang bewusst erlebt haben, beschreiben ihn als lustvoll.

SCHMERZEN ALS LUSTKILLER

Längst nicht alle Frauen erleben ihre Sexualität jedoch sinnenfroh. Dafür kann es sowohl körperliche als auch psychische Ursachen geben. Obwohl nur in der Hälfte der Fälle psychische Gründe eine Rolle spielen, werden diese gerne vorschnell als Ursache unterstellt. Eine Frau, die beim Liebesakt Schmerzen hat, sollte einen Arzt aufsuchen. Vernarbungen, Entzündungen, kleine Risse am Scheideneingang oder eine Verlagerung der Gebärmutter können dabei die Schmerzen hervorrufen. Übrigens sorgt auch ein sehr „kräftig" gebauter Partner bei einer eher zierlichen Frau zunächst für Probleme. Unsere Dammmassage sowie das Dammölbad können die Scheide auf einen großen Penis vorbereiten (*siehe Seite 25*).

Es gibt eine Reihe von Krankheiten, die beim Verkehr Schmerzen verursachen. Dazu zählen Pilzinfektionen (*siehe Seite 72*), Genitalherpes und Eileiterentzündungen. Eine häufige Erkrankung, die der Frau u. a. den Spaß am Sex nehmen kann, wurde erst kürzlich in ihrer ganzen Tragweite erkannt. Es ist die Endometriose.

■ Endometriose – Schleimhautzellen auf Wanderschaft

Die Endometriose ist eine eigenartige Erkrankung. 7 – 15 % aller Frauen sollen an dieser Erkrankung im kleinen Becken leiden. Das kleine Becken umgibt die Gebärmutter. Zellen der Gebärmutterschleimhaut (Endometrium) setzen sich unkontrolliert an anderen Organen fest. Diese Gewebestücke, die sich zu Geschwulsten entwickeln können, verursachen bei vielen Frauen erhebliche

Schmerzen, besonders während der Menstruation. Die Gründe für die Endometriose sind bis heute nicht völlig klar. Viele Experten vermuten, dass während der Periodenblutung Gebärmutterschleimhautreste rückwärts durch die Eileiter ins kleine Becken gelangen. Dort können sie sich schlimmstenfalls einnisten.

Dies geschieht meist im Douglas'schen Raum (*siehe Abb. Seite 14*), der sich zwischen Darm und Gebärmutter befindet. Endometrioseherde finden sich weiter häufig an den Gebärmutterbändern, die dieses Organ im Becken halten, der äußeren Gebärmutter, den Eierstöcken, dem Bauchfell oder der Scheide.

Endometriose kann neben den lokalen Schmerzen häufig auch Kopfschmerzen auslösen und außerdem die Fruchtbarkeit beeinträchtigen. Wenn Sie unter diesen Beschwerden leiden, sollte in jedem Fall ein Gynäkologe aufgesucht werden, dem Sie Ihren Verdacht der Endometriose mitteilen. Bei schwerem Organbefall hilft oft leider nur eine Operation, bei der die Endometrioseherde entfernt werden. Manchmal kann aber bereits eine gezielte Hormonbehandlung Linderung verschaffen.

In leichten Fällen können dagegen Sitzbäder den Unterleib entspannen. Viele Experten setzen auf Moorbäder, aber auch ein Kräutersitzbad kann helfen.

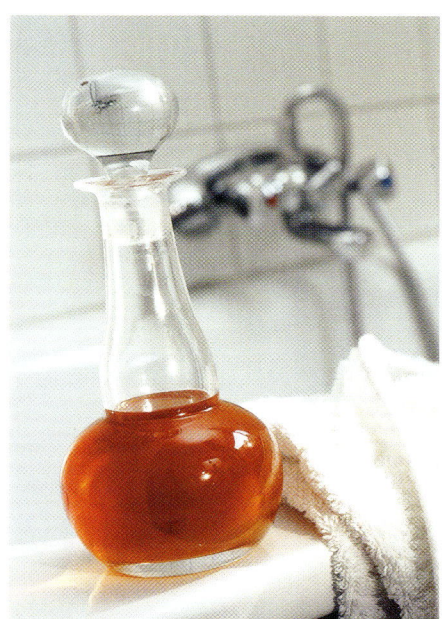
Kräuterölbad zur Entspannung des Unterleibs.

Kräuterölbad HT	
70 ml	Neutralöl
15 ml	Johanniskrautöl
5 ml	Plantessenz
10 ml	Mulsifan

Neutralöl und Johanniskrautöl vermengen, Plantessenz und Mulsifan zusammengeben und gut schütteln. Bestandteile miteinander vermischen, fertig. Für ein Sitzbad sind ein bis zwei Esslöffel Badezusatz ausreichend, sollten Sie das „Bad" im Bidet (*siehe Seite 70*) verwenden, so sind bereits ein bis zwei Teelöffel genug. Badezusatz vor dem Verwenden schütteln. Plantessenz ist ein wässrig-alkoholischer Extrakt aus Fenchel, Hopfen, Kamille, Melisse, Mistel und Schafgarbe. Diese ergänzen sich in ihrer hautberuhigenden, wundheilenden und pflegenden Wirkung.

Unterstützend bei Endometriose kann auch die Frauenölmischung von *Seite 23* wirken.

■ Scheidenkrampf – nichts geht mehr

Beim Vaginismus handelt es sich um eine Verkrampfung der Scheide. Sie kann auftreten, wenn der Mann versucht, mit seinem Penis einzudringen. Es handelt sich um eine unwillkürliche, reflexartige Verspannung der Beckenbodenmuskulatur und des äußeren Drittels der Scheide. Diese sexuelle Störung tritt meistens zwischen dem 15. und 24. Lebensjahr auf. Obwohl die Frau sexuell erregt ist und u. U. auch durch manuelle oder orale Stimulation einen Orgasmus bekommen kann, wird der Geschlechtsverkehr durch den Scheidenkrampf unmöglich. Als Ursachen für den Vaginismus werden u. a. eine sexualfeindliche Erziehung, aber auch traumatische Erfahrungen, wie Inzest, angenommen. Tatsächlich kann in den allermeisten Fällen der Vaginismus durch ein kleines Trainingsprogramm überwunden werden. Erste Voraussetzung ist ein einfühlsamer und verständnisvoller Partner. Statt mit dem Penis wird dabei zunächst mit dem angefeuchteten Finger vorsichtig der Scheideneingang liebkost und auf diese Weise entspannt. Im nächsten Schritt wird der Finger eingeführt, bis die Frau irgendwann bereit für den Koitus wird.

■ Trockenes Liebesleben

Der Geschlechtsverkehr kann bereits schmerzen, wenn kein oder zu wenig Gleitsekret gebildet wurde. Eine Ursache kann mangelnde Erregung sein. Es gibt aber auch andere Gründe. Überforderung oder ein monotones Sexualleben finden ebenso oft auf diese Weise ihren Ausdruck. Ein

Gespräch über sexuelle Phantasien kann möglicherweise helfen, die Lust wieder in Schwung zu bringen.

Die Scheidentrockenheit kann jedoch auch rein körperliche Gründe haben. Insbesondere nach den Wechseljahren wird die Scheide trotz sexueller Erregung oft nicht mehr feucht genug. Östrogene können hier lokal helfen. Der Arzt wird Ihnen in schweren Fällen östrogenhaltige Salben, Vaginaltabletten oder Zäpfchen verschreiben. Kurzfristig lässt sich das Problem aber auch sehr gut mit einer Gleitcreme beheben.

Sanfte Gleitcreme HT

50 g	Cremaba
5 g	Rizinusöl (enthydrolisiert)
20 Tr.	Copaibaöl
2,5 ml	Kamillenextrakt
5 Tr.	Milchsäure

Bestandteile in die Cremegrundlage Cremaba einrühren, fertig. Rizinusöl muss von seinen giftigen Bestandteilen getrennt (hydrolisert) sein, es sorgt für nötige Gleitfähigkeit, Copaibaöl desinfiziert und sorgt für einen guten Duft. Milchsäure unterstützt das natürlich saure Scheidenmilieu, ist für Spermien jedoch relativ unverträglich. Falls Sie schwanger werden möchten, sollte die Milchsäure weggelassen werden. Kamillenextrakt wirkt entzündungshemmend.

Achtung: Fette Cremes, insbesondere Vaseline, können mit dem Latex von Präservativen reagieren und diese undicht machen. Wenn Ihr Partner ein Kondom benutzt, sollten Sie auf unsere Gleitcreme à la Hobbythek setzen:

Gleitcreme à la Hobbythek

1 Messl.	Fluidlecithin Super
30 g	Glycerin
2 Messl.	Xanthan
70 g	Hamameliswasser
3 Tr.	Teebaumöl
	(Melaleuca alternifolia)
evtl. 1 Spritzer Frusip's nach Geschmack	

Fluidlecithin, Glycerin und Xanthan zusammengeben und innig vermischen. Hamameliswasser und Teebaumöl hinzufügen. Mit unseren Frusip's können Sie dem Gel sogar Geschmack verleihen. Wir haben unsere Gleitcreme an verschiedenen aufgeblasenen Kondomen getestet. Auch nach mehreren Stunden Einwirkzeit blieben die Präservative dicht. Wir übernehmen jedoch keine Haftung und garantieren auch nicht für auftretende mikroskopische Veränderungen im Latex, die evtl. HI-Viren den Weg aus dem Präservativ ermöglichen könnten.

Copaibaöl – die brasilianische Alternative zum Teebaumöl

Copaibaöl wird im brasilianischen Urwald aus einem 10 – 20 m hohen Baum, der den wissenschaftlichen Namen Copaiba officinalis trägt, gewonnen. Das ätherische Öl enthält u. a. den desinfizierenden Stoff Caryophyllen, der auch in der Gewürznelke vorkommt. Beim Copaibaöl handelt es sich nicht um ein reines ätherisches Öl, sondern um ein Gemisch, dessen ätherischer Ölanteil bei 40 – 80 % liegt, der Rest sind gelöstes Harz und Harzsäuren. Diese Mischung wird auch als Balsam bezeichnet. Copaibaöl oder -balsam wirkt sehr gut desinfizierend. Die Brasilianer verwenden Copaiba zur äußerlichen Behandlung der Haut bei Verletzungen und Geschwüren. Das milde Öl kann aber auch auf die Schleimhäute aufgebracht werden. Es wird deshalb bei Atemwegserkrankungen, aber auch in der Scheide bei Entzündungen und Ausfluss und anal bei Hämorrhoiden verwendet.

Erotisierende Gleitcreme

3 Messl.	Andirobaöl
30 g	Glycerin
2 Messl.	Xanthan
70 g	frisch abgekochtes Wasser
3 Tr.	Teebaumöl
10 Tr.	Milchsäure

Andirobaöl, Glycerin und Xanthan zusammengeben und gut vermischen. Abgekühltes Wasser, Teebaumöl und Milchsäure hinzufügen. Andirobaöl wirkt durchblutungsfördernd, ohne dabei zu brennen. Teebaumöl wirkt leicht desinfizierend und hinterlässt ein angenehmes Gefühl an der Scheide. Auch hier gilt, falls Sie schwanger werden möchten, sollte die Milchsäure weggelassen werden.
Achtung: Öle und Fette wie Andirobaöl könnten mit dem Latex von Präservativen reagieren und diese undicht machen. Wenn Ihr Partner ein Kondom verwendet, sollten Sie auf unsere Gleitcreme à la Hobbythek setzen (*siehe Seite 58*). (*siehe Seite 58*)

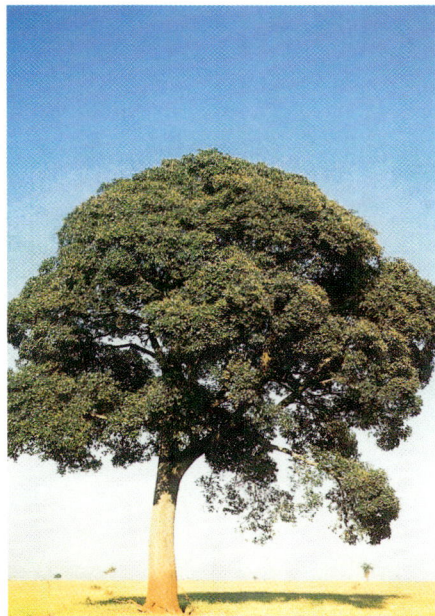

Das Öl des Copaibabaums wird in Brasilien traditionell zur äußeren Behandlung der Haut bei Verletzungen und Geschwüren verwendet. Das milde Öl kann aber auch mit gutem Erfolg auf wunde Schleimhäute aufgebracht werden.

■ Das Honeymoonsyndrom

Selten sind die Gründe für Beschwerden so deutlich wie beim Honeymoonsyndrom. Der Erfinder dieser Bezeichnung ging davon aus, dass während dieser Zeit die Brautleute extrem viel Geschlechtsverkehr haben. Das kann zu kleinen Schwellungen oder sogar wunden Stellen am Scheideneingang führen. In krassen Fällen kommt es zu Harnwegsinfekten, streng genommen fällt nur letzteres Symptom unter die Bezeichnung Honeymoonsyndrom. Wir verwenden diesen treffenden Namen aber auch für die Schwellungen und wunden Stellen. Diese heilen in den allermeisten Fällen von allein.
Doch darauf wollen die Betroffenen in der Regel nicht warten. Denn die „Flitterwochen" sollen doch in vollen Zügen genossen werden. Deshalb hier ein Rezept für eine Soforthilfe:

Honeymoontropfen HT

1 Teil	Salbeiöl
1 Teil	Teebaumöl
5 Teile	Johanniskrautöl

Bestandteile miteinander vermischen. Betroffene Stellen, am besten jedoch den gesamten Scheideneingang, mit den Tropfen einreiben. Zwei- bis dreimal am Tag wiederholen.

Honeymoontropfen „turbo"

| 1 Teil | Salbeiöl |
| 1 Teil | Teebaumöl |

Beide ätherische Öle miteinander vermischen. Die Mischung an den betroffenen Stellen oder dem gesamten Scheideneingang mit dem Finger auftragen. Diese Mischung hat den Vorteil, dass sie sehr schnell wirkt. Am nächsten Morgen hat sich die Scheide wieder beruhigt. Dem Honeymoon steht nichts mehr im Weg. Bei empfindlichen Frauen können die Tropfen jedoch ein starkes Brennen hervorrufen. In diesem Fall besser die normalen Honeymoontropfen verwenden.

Die Scheidenwundsalbe kann ebenfalls Linderung verschaffen.

Milde Scheidenwundsalbe

30 g	Cremaba
1 Messl.	Fluidlecithin super
5 g	Aloe-Vera-Gel
10 Tr.	Alpha-Bisabolol
10 Tr.	Teebaumöl
10 Tr.	Pro Vit F

Die einzelnen Zutaten einfach in die Cremebasis Cremaba einrühren. Cremaba ist eine Emulsion, die sich sowohl mit öligen als auch mit wässrigen Bestandteilen mischen lässt. Mit dem Finger die Scheide vorsichtig äußerlich eincremen. Die Scheidencreme wirkt durch Alpha-Bisabolol, einem Wirkstoff aus der Kamille, und Teebaumöl entzündungshemmend und desinfizierend. Aloe-Vera spendet

Feuchtigkeit, Pro Vit F liefert Elastizität, Fluidlecithin ist rückfettend. Diese Salbe eignet sich übrigens auch für den Mann, wenn dieser seinen Penis überbeansprucht hat. Einfach wunde Stellen eincremen.

■ Scheidenausfluss

Dieses oft übel riechende Sekret verursacht zwar keine Schmerzen, doch kann es die Freude an der Liebe beeinträchtigen. Die Gründe für Ausfluss sind sehr verschieden. Sowohl Pilze (*siehe Seite 72*), Trichomonaden (*siehe Seite 72*) oder Geschlechtskrankheiten (*siehe Seite 71*) als auch Entzündungen und Unsauberkeit können ihn verursachen. Gegen letzteres hilft eine sorgfältige Intimpflege (*siehe Seite 68ff.*). Entzündungen können mit unserer milden Scheidenwundsalbe behandelt werden. Sind die Ursachen für den Ausfluss unklar, sollte in jedem Fall ein Arzt aufgesucht werden.

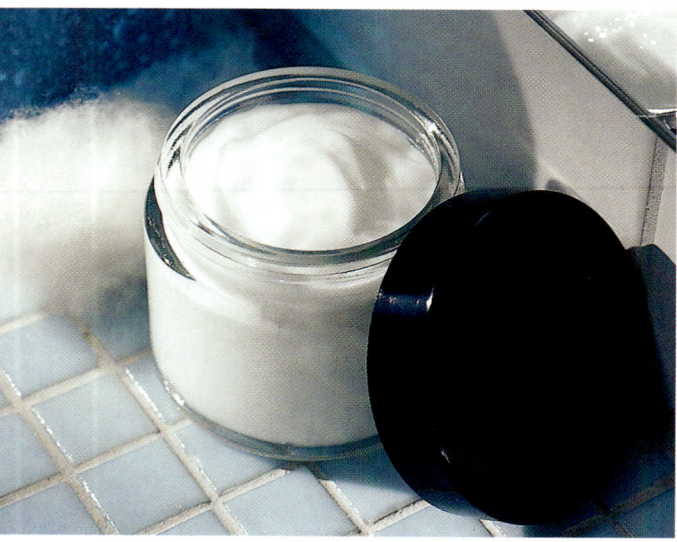

Unsere „Milde Scheidenwundsalbe" wirkt durch Teebaumöl und den Wirkstoff der Kamille, Alpha-Bisabolol, entzündungshemmend und desinfizierend.

VERHÜTUNG IST GEMEINSAME SACHE

■ Fast die Hälfte setzt auf die Pille

Für uns ist es heute selbstverständlich, dass Sexualität nicht automatisch Schwangerschaft bedeutet. Das war nicht immer so. Vor vierzig Jahren schlug die „Pille" ein wie eine Bombe. Sie bedeutete damals die sexuelle Befreiung der Frauen. Heute haben sich die Wogen geglättet. 44 % der Männer und Frauen zwischen 20 und 44 setzten im Jahr 2000 auf die Pille. 18 % benutzen Kondome und 12 % verhüten mit Spirale. Das ergab eine Umfrage, die im Auftrag der Bundeszentrale für Gesundheitliche Aufklärung durchgeführt wurde.

Die Pharmaindustrie bringt ständig neue Präparate auf den Markt, die noch besser und noch sicherer sein sollen. Aber auch die Nebenwirkungen sind heute mehr ins Bewusstsein gerückt. Leider wird gerade von den betroffenen Frauen viel zu wenig beachtet, wie extrem schädlich die Kombination aus Rauchen und Pille für die Blutgefäße letztlich ist. Neue statistische Untersuchungen des Frauenministeriums belegen im Frauengesundheitsbericht, dass die Zahl der jüngeren Frauen mit einem Herzinfarkt gestiegen ist, genau wie die Zahl der Raucherinnen. Wissenschaftler sehen hier einen deutlichen Zusammenhang.

Seit Jahren forscht die Pharmaindustrie an einer Hormonpille für den Mann zur Verhütung. Hier sind ähnliche Probleme zu erwarten. Allerdings gehen die Bemühungen bei den Männern auch nicht wirklich voran. Vielleicht liegen die Schwierigkeiten eher an fehlender Akzeptanz als an wissenschaftlichen Fragen. Der deutsche Endokrinologe, Eberhard Nieschlag, der an der Pille arbeitet, prophezeit die Einführung bis 2006.

In vielen Ländern können die Frauen von der Pille nur träumen. Oft ist der Schwangerschaftsabbruch dort die einzige Möglichkeit zu „verhüten". Hinzu kommt, dass Schwangerschaft und Geburt in solchen Ländern ein hohes gesundheitliches Risiko darstellen, wie zum Beispiel in Nepal. Hier stirbt eine Frau auf 1000 Geburten. Im Durchschnitt ist jede Nepalesin 12-mal in ihrem Leben schwanger. Verhütung könnte also hier Leben retten.

■ Pearl-Index misst die Sicherheit

Sowohl für Männer als auch für Frauen gibt es zahlreiche Arten, eine unerwünschte Schwangerschaft zu verhüten. Ein Maß für die Sicherheit der Verhütung ist der so genannte Pearl-Index. Gemessen wird dabei die Zahl der ungewollten Schwangerschaften von 100 Frauen, die ein Jahr die gleiche Verhütungsmethode anwenden. Niedrige Werte sind ein Hinweis, dass die Methode relativ sicher ist. Zum Beispiel die Pille mit einem Wert von 0,5.

Aber Vorsicht! Der Pearl-Index ist sehr allgemein und kann nur als Anhaltspunkt gelten. Wer seine derzeitige Methode nicht so mag, wendet sie weniger zuverlässig an. Daraus ergeben sich auch die großen Schwankungen in den angegebenen Werten. Je besser die Art der Verhütung zu Ihnen passt, um so sicherer ist sie.

■ Auf der Suche nach dem richtigen Schutz

Wer die geeignete Empfängnisverhütung noch nicht gefunden hat, sollte sich zunächst an den Frauenarzt oder an eine Beratungsstelle wie Pro Familia e.V. wenden. Wichtige Fragen sind hier:

Gibt es gesundheitliche Einschränkungen?

Für jedes Verhütungsmittel gibt es Gründe, die gegen eine Einnahme sprechen. Dies sollte im Vorfeld überprüft werden. Allergien – zum Beispiel gegen Latex bei Kondomen oder Cremebestandteile bei chemischen Verhütungsmitteln – oder auch Bluthochdruck bei der Pille sind Argumente, ein anderes Mittel zu wählen. Manche Frauen dürfen aus gesundheitlichen Gründen nicht oder nicht mehr schwanger werden. Hier muss die Verhütung besonders sicher sein.

Wie regelmäßig ist der Zyklus?

Die so genannten „natürlichen Methoden" (siehe Seite 62f.) sind beispielsweise nur bei einem sehr regelmäßigen Zyklus sicher anzuwenden. Ansonsten ist dagegen u.a. die Pille eine gute Möglichkeit. Sie ist sicher und sogar hilfreich, weil sie den Zyklus normalisieren kann.

Familienplanung abgeschlossen?

Es gibt Verhütungsarten, die sich nicht für Frauen eignen, die noch Kinder wollen. Dazu zählt neben der Sterilisation als endgültiger Methode beispielsweise auch die Spirale. Sie verursacht als intrauteriner Fremdkörper bei manchen Frauen Entzündungen. Diese können, durch verklebte Eileiter, bis zur Unfruchtbarkeit führen.

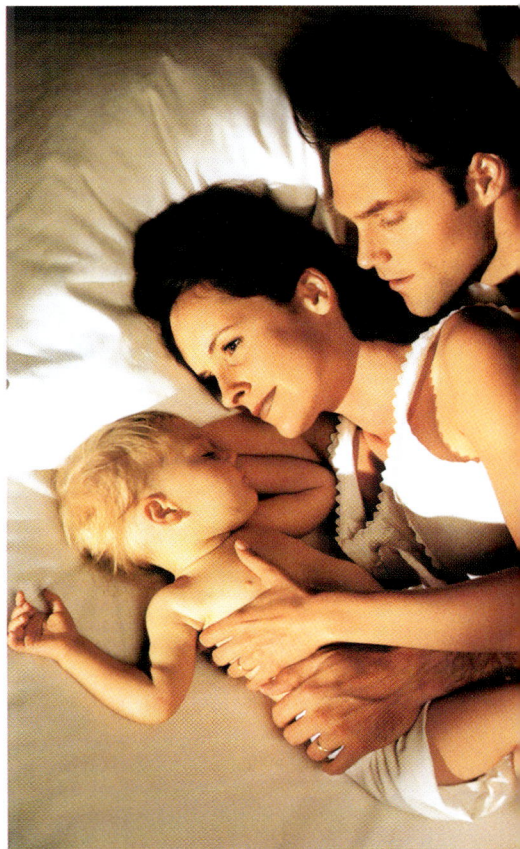

Der Pearl-Index misst die Sicherheit einer Verhütungsmethode, denn nichts garantiert 100 %igen Schutz. Doch so mancher „Unfall" entpuppt sich als großes Glück.

So sicher und so unsicher sind die einzelnen Verhütungsmethoden: der Pearl-Index

Keine Verhütung	60 – 90
Coitus interruptus	bis 38
Knaus-Ogino-Methode	3 – 30
Billings	15 – 30
Zervix-Schleim-Methode	25
Basaltemperatur-Methode: Sex nur nach dem dritten Tag nach Eisprung bis zur Regelblutung	1 – 3,5
Diaphragma	1,8 – 20
Portiokappe	4 – 10
Lea Contrazeptivum	2,2 – 2,9
Kondom	0,4 – 5
Minipille	0,1 – 4
Spirale	0,03 – 3
Antibabypille	0,03 – 1
Drei-Monats-Spritze	0,2 – 2
Sterilisation/Frauen: Restrisiko fruchtbar zu werden	1 – 2 %
Sterilisation/Männer: Restrisiko fruchtbar zu werden	0,25 %

In welcher Lebensphase befinde ich mich?

Das Alter spielt bei der Suche nach der richtigen Verhütung eine große Rolle. Bei einer sehr jungen Frau fehlt vielleicht der Mut, nach dem Kondom zu fragen. Bei wechselnden Partnern können Kondome aber z. B. gut vor einer HIV-Infektion schützen.

Wer sich mitten im gebärfähigen Alter befindet und prinzipiell Kinder will, der kann möglicherweise mit der relativen Unsicherheit der „natürlichen Methode" leben. Frauen, die über 30 Jahre alt sind, sollten die Pille nicht nehmen, wenn sie rauchen. Das Risiko für gefäßbedingte Erkrankungen wie Thrombosen oder auch Herzinfarkt wäre zu hoch.

Selbst mit abgeschlossener Familienplanung ist es bis zur Menopause, der letzten Regelblutung, noch eine lange Zeit. Die Verhütung sollte sicher sein und gleichzeitig den Organismus nicht belasten. Die Sterilisation könnte in dieser Lebensphase die Lösung sein (*siehe Seite 66 f.*). Wofür sich ein Paar auch entscheiden mag – eins steht fest: Verhütung ist gemeinsame Sache. Denn jede Methode beeinflusst die Sexualität. Zwei Beispiele: Bei der Pille ist die Frau theoretisch „allzeit bereit". Das kann für die eine von Vorteil, aber für die andere ein Nachteil sein. Das Kondom verlangt dagegen von beiden Beteiligten ein bisschen Durchhaltevermö-

gen. Dafür lässt es sich bei Bedarf einfach aus der Tasche ziehen – und das ebenfalls von beiden.

Ergo: Richtig ist die Verhütung erst dann, wenn die Sexualität damit für beide befriedigend ist.

■ Methoden für die Frau

Für Frauen ist die Palette der Verhütungsmittel wesentlich umfangreicher als für Männer. Eine Tatsache, die zum Nachdenken anregt.

Den Lauf der Natur beobachten

Die so genannten „natürlichen Verhütungsmethoden" heißen so, weil sie den natürlichen Ablauf des weiblichen Körpers genau beobachten, ohne einzugreifen. An den fruchtbaren Tagen heißt es dann Enthaltsamkeit, wenn eine Empfängnis unerwünscht ist.

Knaus-Ogino-Methode

Mit dieser Methode werden rein rechnerisch die fruchtbaren Tage einer Frau festgestellt. Voraussetzung dafür ist ein wirklich regelmäßiger Zyklus. Vom Beginn der Regelblutung an werden die Tage gezählt. Meist sind das 28. Regelmäßig heißt dann, dass Schwankungen von zwei bis drei Tagen vorkommen dürfen. Die zweite Phase des weiblichen Zyklus (*siehe Seite 13*) – die Gelbkörperphase – dauert bei allen Frauen 15 Tage. Dadurch lässt sich der Zeitpunkt des Eisprungs von der Regelblutung aus rückwärts berechnen. Am besten sollten die Intervalle der Regelblutung über sechs Monate in einem Kalender dokumentiert werden. Gerechnet wird so, dass Anfang und Ende der fruchtbaren Zeit feststehen:

Vom kürzesten Zyklus werden 18 Tage abgezogen, um den ersten fruchtbaren Tag zu errechnen. Zum Beispiel: 26 minus 18, dann ist der erste fruchtbare Tag der achte Tag des Zyklus.

Für den letzten fruchtbaren Tag werden vom längsten Zyklus elf Tage abgezogen. Zum Beispiel: 30 minus elf. Der letzte fruchtbare Tag ist dann der 19. Zyklustag. Dabei muss unbedingt berücksichtigt werden, dass Spermien im Körper der Frau bis zu drei Tagen überleben können. Zudem bleibt die Eizelle ca. zwölf Stunden lang bereit für eine Befruchtung.

Methode nach Billings

Der natürliche Ausfluss einer Frau verändert sich im Verlauf des Zyklus. Das Sekret, das aus dem Gebärmutterhals in die Scheide fließt, ist meist zäh und dickflüssig Es wird Zervix-Schleim genannt. Nimmt man es zwischen Zeigefinger und Daumen, lassen sich bis zwei Zentimeter lange Fäden spinnen. Kurz vor dem Eisprung, also während der fruchtbaren Tage, wird diese Flüssigkeit plötzlich durch das ansteigende Östradiol klar und dünnflüssig. Jetzt sind bis zu zehn Zentimeter lange Fäden spinnbar. Bei Infektionen der Geschlechtsorgane funktioniert diese Methode allerdings nicht. Denn in dem Fall leiden viele Frauen unter verstärktem Ausfluss – oft mit speziellem Geruch.

Den Muttermund ertasten

Die Flüssigkeit, die bei der gesunden Frau während des Zyklus produziert wird, lässt sich aus dem Gebärmutterhals gewinnen. Zum Beispiel indem Sie sich in wohliges Badewasser setzen. Hier können Sie erst mal in aller Ruhe forschen. Winkeln Sie die

Knie etwas an und führen Sie Zeige- und Mittelfinger gleichzeitig in die Scheide ein. Ganz am Ende der Scheide, manchmal ziemlich tief, finden Sie den Gebärmutterhals als eine kleine runde Halbkugel. Bei Frauen, die nicht geboren haben, ist der Muttermund in der Mitte als kleines Grübchen zu ertasten. Nach Geburten ist diese Stelle verändert. Sie ist größer und manchmal auch etwas unregelmäßig begrenzt. Wenn Sie den Muttermund auf diese Weise näher kennengelernt haben, können Sie es auch „im Trockenen", z. B. in der Hocke, probieren. Die Flüssigkeit erhalten Sie, indem einer der beiden tastenden Finger einmal über den Muttermund streicht.

Basaltemperatur-Methode

Genauso, wie sich die Absonderungen der Schleimhäute um den Eisprung herum ändern, verändert sich auch die Körpertemperatur während der fruchtbaren

Tage auf typische Weise. Die so genannte Basaltemperatur-Methode nutzt die Körpertemperatur, um diese Zeit zu ermitteln. Jeden Morgen um dieselbe Uhrzeit wird noch vor dem Aufstehen die Temperatur gemessen und notiert. Sechs Stunden müssen Sie allerdings schon geschlafen haben. Im Lauf der Zeit werden Sie dann Ihre Normaltemperatur kennenlernen. Kurz vor dem Eisprung geht die Temperatur meist etwas herunter. Bis zu zwei Tagen nach dem Eisprung steigt sie dann durch das Gelbkörperhormon Gestagen um 0,2 – 0,6 °C an. Diese Erhöhung bleibt bis zur Regelblutung bestehen (siehe Seite 19). Ab dem dritten Tag mit erhöhter Basaltemperatur kann die Frau nicht mehr schwanger werden. Leider ist diese Methode leicht zu stören. Die Körpertemperatur reagiert auf verschiedene Einflüsse sehr sensibel, zum Beispiel auf Erkältungen oder reichlichen Alkoholgenuss. Schreiben

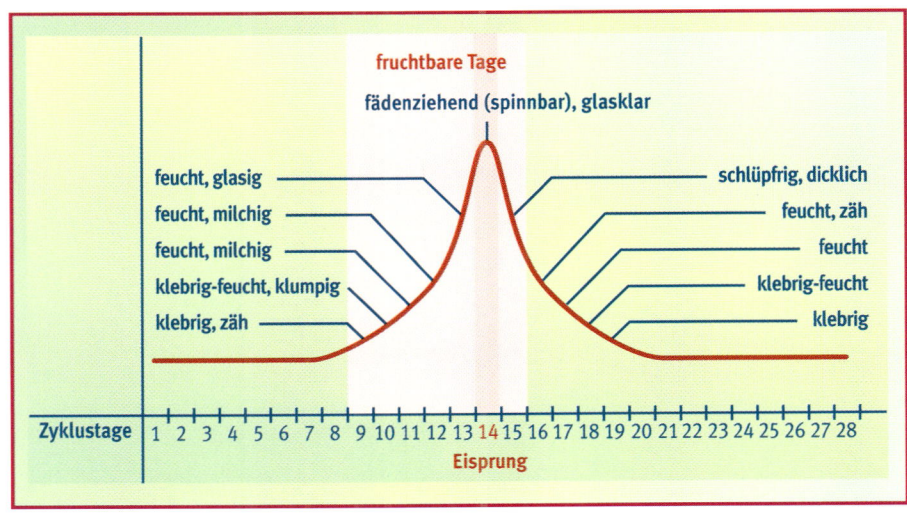

Um den Eisprung herum wird der sonst klumpige Zervixschleim klar, dünnflüssig und spinnbar.

Sie einen Infekt oder einen feucht-fröhlichen Abend einfach mit in Ihre Temperaturkurven. Auffällige Werte lassen sich so besser deuten. Mittlerweile gibt es in der Apotheke kleine Temperaturcomputer, die jede Temperatur speichern und nach einer Weile auf fruchtbare Tage hinweisen.

Am besten kombiniert man die Basaltemperatur- mit der Billingsmethode. Das ist dann relativ sicher, wenn auch nicht so zuverlässig wie etwa die Pille. Unter dem Stichwort „Natürliche Familienplanung" gibt es dazu eine sehr engagierte Arbeitsgruppe, die den Frauen mit individueller Beratung zur Verfügung steht (Tel.: 02 21/9 82 25 91; im Internet: www.natuerliche-familienplanung.de).

Wer auf einfachere Weise seine fruchtbaren Tage bestimmen möchte, kann mit Hilfe von Teststäbchen den Anstieg von Östrogen und des LH-Hormons im Urin messen. Beides sind Anzeichen für diese Phase. Ein spezieller Computer, der mit rund 180 Mark allerdings nicht ganz billig ist, wertet diese Teststäbchen dann aus. Entwickelt wurde er für Paare mit Kinderwunsch. Denn wie alle „natürlichen Methoden" lässt er sich ebenso für die Empfängnis verwenden.

Diaphragma

Ob Diaphragma, Portiokappe oder Spirale – hier greift die Frau zur mechanischen Methode, um eine Schwangerschaft zu verhindern.

Ein Diaphragma besteht aus einem flexiblen Metallring, der mit einem dichten, aber weichen Gummi bespannt ist. Es wird auf der konkaven, also der zum Gebärmuttermund abgekehrten, Seite mit einer spermienabtötenden Creme bestrichen

und zehn Minuten bis zwei Stunden vor dem Geschlechtsverkehr eingesetzt. Am besten mit leerer Blase. Das Diaphragma muss mindestens sechs und höchstens 24 Stunden nach dem Akt an Ort und Stelle bleiben, damit die Creme sicher wirken kann. Nach der Liebe gemütlich einschlafen ist also völlig in Ordnung. Wenn Sie noch einmal Lust haben, müssen Sie mit einem Applikator erneut die Creme in die Scheide geben. Gereinigt wird das Diaphragma mit warmem Wasser und etwas Seife. Auf keinen Fall dürfen Sie irgendwelche Desinfektionsmittel verwenden, denn das zerstört das Gummi.

Das Diaphragma muss vom Frauenarzt angepasst werden. Es gibt unterschiedliche Durchmesser von 45 – 105 Millimeter. Wenn die Frau ein ständiges Druckgefühl

hat oder der Partner die Gummihülle mit dem Penis spürt, dann ist es vermutlich zu groß. Spürt er den Metallring, ist es eher zu klein.

Der genaue Sitz ist sehr wichtig, damit die Verhütung auch sicher ist. Beim Einsetzen wird das Diaphragma erst hinter den Gebärmutterhals in Richtung Po geschoben und anschließend rutscht der vordere Teil hinter das Schambein. Das muss natürlich geübt werden, geht dann aber sehr einfach. Meist bieten Frauenärzte an, mit eingeführtem Diaphragma in die Praxis zu kommen, so dass der richtige Sitz gemeinsam kontrolliert wird.

Hütchen für den Muttermund

Lea Contrazeptivum ist ein neues Produkt, ganz aus Silikon, das nach Herstellerangaben

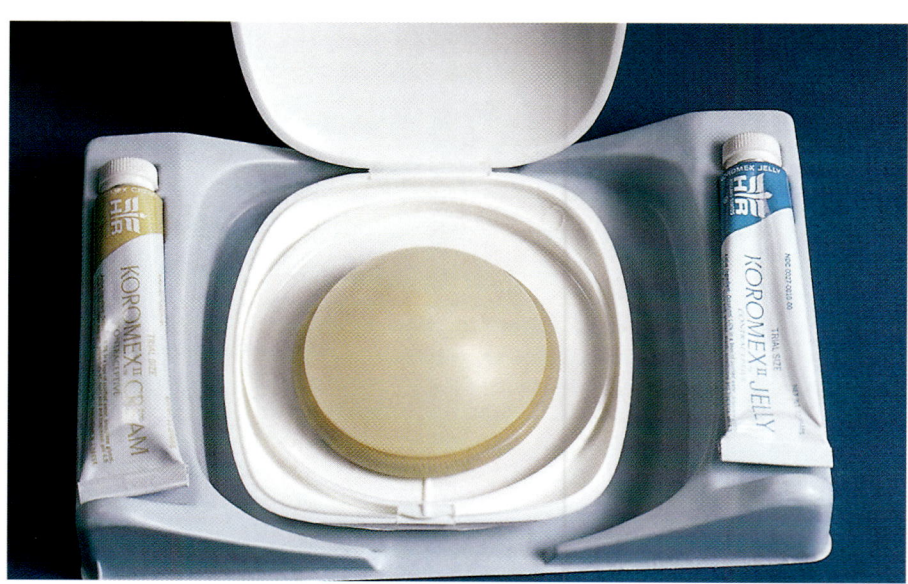

Ein Diaphragma besteht aus einem flexiblen Metallring, der mit einem Gummi bespannt ist. Es wird vor dem Geschlechtsverkehr eingesetzt und mit einer spermienabtötenden Creme bestrichen.

bis 48 Stunden ununterbrochen in der Scheide bleiben darf. Beim Einführen der Kappe in die Scheide wird Luft verdrängt, die durch das eingebettete Ventil entweichen kann. Dabei entsteht eine Sogwirkung und die Kappe wird so sicher vor dem Muttermund gehalten. Nach dem letzten Sex muss das Lea Contraceptivum acht Stunden in der Scheide bleiben. Als Spermizid kann außerdem Gel mit Milchsäure verwendet werden. Die Kappe hat den Vorteil, dass sie nicht angepasst werden muss.

Nach demselben Prinzip funktionieren die Portiokappen (Portio = Muttermund). Sie sind aber kleiner als das Diaphragma und bedecken nur den Muttermund wie ein Hütchen. Hier gibt es auch neue Modelle, bis hin zur wegwerfbaren Einmalkappe.

Die Spirale

Die Spirale wird medizinisch Intra-Uterin-Pessar genannt. Übersetzt heißt das so vie wie: „ein in der Gebärmutter liegender Stein". Dieser Stein ist in Wirklichkeit aus Kunststoff, der meist mit spermienabtötendem Kupfer beschichtet ist. Seit 1997 gibt es aber auch Modelle, die das Hormon der zweiten Zyklushälfte, das Gestagen, abgeben. So eine Art Pillenspirale oder auch „Intra-Uterus-System" (IUS) genannt. Alle Varianten sollen das Einnisten des befruchteten Eies verhindern. Über den genauen Mechanismus wird aber noch diskutiert.

Spirale hat als Name das erste spiralförmige Produkt überdauert. Heutige Modelle haben meist eine T-Form oder sind oval mit kleinen Ecken.

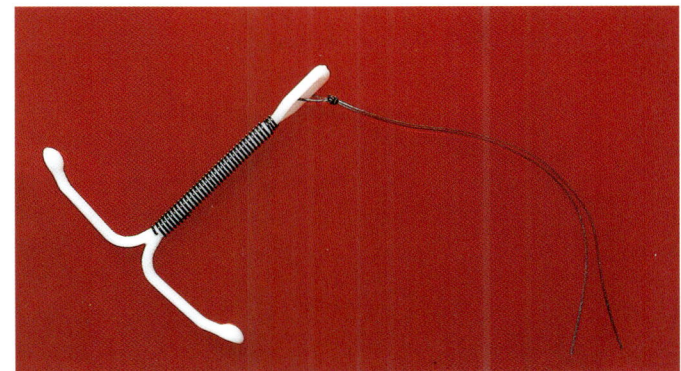

Während der Regelblutung oder auch um den Eisprung ist der Muttermund weiter geöffnet als sonst. Das ist der richtige Zeitpunkt für den Frauenarzt, die Spirale zu legen. Mit Hilfe von Ultraschall wird anschließend der korrekte Sitz kontrolliert. Das sollte in regelmäßigen Abständen, anfangs nach einem Monat, später dann nur noch jährlich und bei Beschwerden wiederholt werden. Im Durchschnitt kann eine Spirale je nach Spiralentyp zwischen drei und fünf Jahren liegen bleiben. Manchmal löst sie sich allerdings von selbst und wird mit einer starken Regelblutung ausgestoßen. Am häufigsten geschieht das in den ersten beiden Zyklen und bei Frauen, die keine Kinder geboren haben; hier muss also besonders aufgepasst werden. Die Spirale ist relativ sicher und hat keine Nebenwirkungen auf den gesamten Körper wie die Pille. Die Schmerzen beim Legen sind hingegen ein Nachteil. Weiter kommt es mit Spirale nicht selten zu einer stärkeren Regelblutung. Nur bei der Pillenspirale ist die

Blutung eher schwächer. Mit dieser Methode ist allerdings eine erhöhte Infektionsgefahr verbunden. Sie ist also nicht geeignet für Frauen, die noch Kinder wollen. Aber für Frauen, die ihre Familienplanung abgeschlossen haben, ist die Spirale eine gute Verhütungsart – sie vertragen diese meist auch besser.

Nicht jede verträgt die Pille

Die Pille wird oft verharmlosend unter Verhütung verbucht. Sie ist zwar eine sehr praktische und sichere Methode. Tatsächlich bleibt sie aber ein Medikament mit u. U. auch gravierenden Nebenwirkungen. Insofern überlassen wir es auch den Frauenärzten, darüber aufzuklären und Entscheidungshilfe zu leisten. Sie suchen auch die passende Pille heraus. Dabei unterscheiden sich die Inhaltsstoffe, also die Hormone, und die Dosierung, aber auch die Form der Anwendung. Es gibt von der Minipille bis zur Dreimonatsspritze ganz verschiedene Pillentypen. Nicht zu vergessen die Notfallpille: die so genannte „Pille danach". Sie kann verschrieben werden, wenn ein Paar während der fruchtbaren Tage ungeschützt miteinander geschlafen hat und nun befürchtet, schwanger zu sein.

■ Methoden für den Mann

Wie verhütet man(n)?
In Sachen Verhütung gibt es für Männer weniger Angebote als für Frauen. Genau genommen nur zwei: Kondome und die Sterilisation. Die Pille für den Mann ist zwar in der Entwicklung, aber ob Männer sie auch nehmen werden, steht auf einem anderen Blatt.

Kondome im Aufwind
207 Millionen Kondome wurden im Jahr 2000 verkauft. So berichtet die Bundeszentrale für gesundheitliche Aufklärung. Es hat sich zum Glück herumgesprochen: Kondome verhüten mehr als nur eine ungewollte Schwangerschaft. Seit der Entdeckung von AIDS in den 80er Jahren ist ihr zusätzlicher Nutzen erst in unser Bewusstsein gelangt. Denn sie bilden den einzig wirkungsvollen Schutz vor der HIV-Infektion. Und natürlich auch vor anderen Geschlechtserkrankungen. Sie schützen auch vor der Übertragung des humanen Papillomavirus (HPV), das in hohem Maß für die Entstehung von Gebärmutterhals-Krebs verantwortlich gemacht wird. Setzen Sie also gerade bei wechselnden Sexualpartnern auf Kondome. Inzwischen gibt es sogar ein Frauenkondom namens „Femidom". Es kann über eine internationale Apotheke bestellt werden. Es ist allerdings sehr unhandlich. Wer eine Latexallergie vermutet, kann auch auf Kondome aus künstlichem Polyurethan zurückgreifen. Kondome sind heute in der Regel gut verträglich. Folgende Gütesiegel für Kondome empfiehlt die Zeitschrift Ökotest zur Orientierung: DLF-Kondom und das O.K.-Zeichen eines schweizerischen Vereins, aber auch das nicht ganz so streng geprüfte CE-Zeichen.

■ Ein endgültiger Schritt: die Sterilisation
Eine Sterilisation kann als Verhütung in Frage kommen, wenn die Familienplanung abgeschlossen ist. Die Operation wird nach einer ausführlichen ärztlichen Beratung über Vor- und Nachteile und Gesprächen mit dem Partner durchgeführt.
Die Krankenkassen übernehmen meist die Kosten. Durch die Sterilisation wird eine Befruchtung dauerhaft verhindert.
Aber auch hier gibt es ein Restrisiko, doch fruchtbar zu bleiben. Bei der Tubenligatur sind das rund 1 – 2 %. Bei der Vasektomie liegt die Quote niedriger: Nur einer von 400 sterilisierten Männer wird wider Erwarten Vater.
Ganz allgemein ist Paaren unter 30 Jahren, besonders ohne Kinder, von einer Sterilisation abzuraten. Sie schätzen möglicherweise ihren Wunsch, kinderlos zu bleiben, langfristig nicht selten falsch ein. Derartige Einstellungen können sich leicht mit den Jahren verändern, etwa wenn ein neuer Partner ins Spiel kommt. Nur wer wirklich mit der Sterilisation einverstanden ist, kann auch nach dem Eingriff gut damit leben. Frauen wählen eher die Sterilisation. Der internationale Vergleich variiert von Land zu Land. In Deutschland entschließen sich 2 % aller Männer im Laufe ihres Lebens zur Sterilisation, so eine Statistik der Vereinten Nationen. In England dagegen sind es 16 % der zeugungsfähigen Männer. Frankreich steht dagegen mit 1 % an letzter Stelle. Beim weiblichen Geschlecht liegen die Zahlen höher. In Deutschland sind 8 % der Frauen im so genannten gebärfähigen Alter sterilisiert. Dabei ist die Vasektomie für den Mann der kleinere Eingriff.

Die Sterilisation des Mannes
Vasektomie lautet medizinisch der Begriff für die Sterilisation des Mannes. Bei örtlicher Betäubung und einem kleinen Schnitt wird der Transport der Samen vom Hoden in die Harnröhre unterbrochen. Der Urologe durchtrennt dazu den Samenleiter auf jeder Seite – entweder in der Leiste oder am oberen Ende des Hodensackes. Dieser Eingriff hat nichts mit Kastration zu tun, denn der Hoden produziert seine männlichen Hormone weiter wie bisher. Beim Sex ändert sich äußerlich auch nichts: Das Ejakulat kommt im Moment des Höhepunktes in gleicher Menge. Es enthält nur keine Samen mehr. Das muss allerdings in zwei Tests nach der Operation nachgewiesen sein. Bis dahin muss zur Sicherheit zusätzlich verhütet werden. Die Operation wird ambulant durchgeführt. Sie dauert ungefähr eine halbe Stunde. Beim Mann entfällt also das Risiko der Vollnarkose. Außerdem wird nicht, wie bei der Frau, im Inneren des Bauches operiert. Natürlich kann auch die Sterilisation des Mannes zu Komplikationen führen. Blutungen oder Entzündungen sind zwar selten, aber möglich.

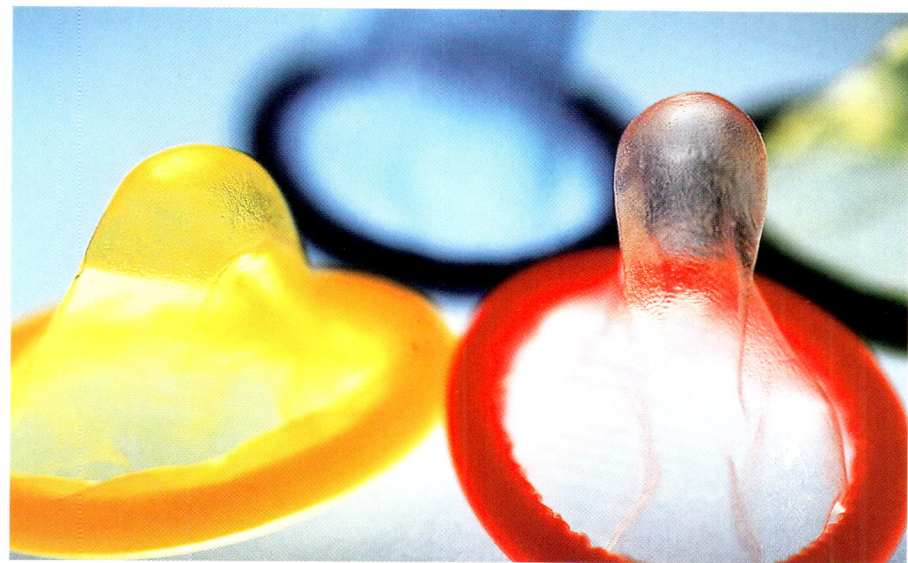

Das Kondom ist das einzige Verhütungsmittel, das auch die Übertragung von Geschlechtskrankheiten verhindert.

In einer selbst zu bezahlenden Operation kann der Versuch unternommen werden, die Fruchtbarkeit des Mannes nach einer Sterilisation wiederherzustellen. Zu 80 % gelingt es zwar, den Samenleiter wieder durchgängig zu machen. Aber nur 30 – 50 % dieser Männer können dann auch ein Kind zeugen. Verantwortlich dafür ist eine Reaktion des Immunsystems. Nach der Sterilisation bilden ca. 60 % der Männer Antikörper gegen ihre eigenen Samen, die auch nach der Wiederherstellung des Samenleiters vorhanden sind.

Die Sterilisation der Frau

Bei der Sterilisation der Frau, der Tubenligatur, werden während einer Bauchspiegelung die Eileiter an ein bis zwei Stellen vollständig verschlossen. Die Eizelle kann auf diese Weise nicht mehr in die Gebärmutter wandern. Natürlich gelangen auch keine Samen mehr zur Befruchtung in den Eileiter. Unter Vollnarkose werden die Eileiter entweder elektrisch „verschmolzen" oder mit Clips oder Ringen abgeklemmt. Wenn die Eileiter nicht vollständig verschlossen sind, kann es unter Umständen einem Samen gelingen, die Eizelle zu befruchten, ohne dass das befruchtete Ei

in die Gebärmutter wandern kann. Eine solche Eileiterschwangerschaft kann nicht ausgetragen werden und muss sofort beendet werden.

Die Sterilisation kann im Krankenhaus, aber genauso sicher und gut auch ambulant in einer Tagesklinik durchgeführt werden. Adressen erhalten Sie von Ihrem Frauenarzt.

Bei der Operation kann es in seltenen Fällen zu einer Verletzung des Darmes, zu Blutungen oder einer Entzündung kommen. Nach der Operation sind Unterbauchschmerzen, aber auch Schulterschmerzen zu erwarten. Sie entstehen durch das Gas, das bei der Bauchspiegelung zur Erweiterung des Bauchraumes verwendet wird. Immer wieder kursieren Vorurteile, dass eine Sterilisation zu Depressionen oder geringerer sexueller Lust führen kann. Organisch ist das nicht zu erklären, denn die Eierstöcke werden ja bei einer sachgerechten Operation nicht verändert. Der Hormonhaushalt verändert sich nicht.

Möglicherweise ist hier mal wieder die Psyche im Spiel. Daher ist es für Frauen, die eine Sterilisation planen, sehr wichtig, diese Entscheidung mit viel Ruhe und Zeit zu fällen. Ein Kinderwunsch sollte absolut ausgeschlossen werden.

Zwar gibt es einen Weg zurück zur Fruchtbarkeit. Dieser ist jedoch extrem unsicher und mit einer mehrstündigen Operation verbunden. Für diese Refertilisation muss der Bauch eröffnet werden, um in mikrochirurgischer Technik die Eileiter wieder zu verbinden.

FÜR MANN UND FRAU EINE KLARE SACHE: INTIMPFLEGE

■ Dem genitalen Gemüffel trotzen: Waschtipps für Sie und Ihn

Durch die besondere Lage des Intimbereichs entstehen hier besonders leicht Gerüche. Die Intimzone wird kaum „durchlüftet" und ist fast ständig von – oft sogar eng sitzender – Kleidung eingeschlossen. Synthetische Wäsche kann Sekrete kaum aufnehmen und trägt zur „Duftentwicklung" bei. Für Männer und Frauen ist tägliche Intimpflege daher wichtig.

Bei Männern entsteht unter der Vorhaut ein Sekret, das so genannte Smegma, von manchen „Pimmelkäse" genannt. Mit dem Smegma könnten beim Geschlechtsverkehr auch Infektionserreger in die Scheide der Frau gelangen. Auch beschnittene Männer, bei denen sich das Sekret ja nicht mehr unter der Vorhaut festsetzen kann, sollten sich allein aus Hygienegründen täglich waschen. Bei Frauen ist das Bedürfnis nach Intimpflege während der Menstruation besonders groß.

Beim Waschen der weiblichen Intimzone kommt es auf die richtige Technik an. Mädchen oder Frauen müssen sich von vorne nach hinten waschen. Andernfalls können die im Darm lebenden Mikroorganismen in die Scheide gelangen und dort Infektionen hervorrufen. Die einfachste Möglichkeit der Reinigung besteht darin, sich unter der Dusche zu waschen; dabei die Schamlippen vorsichtig auseinander ziehen. Auch der Scheideneingang kann mit Wasser und Seife gereinigt werden, weiterreichende Maßnahmen sind jedoch tabu. Beim Mann wird, soweit er unbeschnitten ist, die Vorhaut beim Waschen zurückgestreift und die darunterliegende Eichel gründlich gesäubert.

Infektionsgefahren aus dem After, wie sie für Frauen bestehen, gibt es hier nicht. Für die sanfte, aber gründliche Intimreinigung des Mannes eignet sich unsere Intimlotion.

Intimwaschlotion für Ihn

10 g	Sanfteen
35 g	Facetensid
40 ml	Wasser
1 Messl.	Algenöl
1 Spritzer	Zitronensaftkonzentrat oder Kalweg
ca. 6 g	Rewoderm
20 Tr.	Copaibaöl (Copaifera officinalis)
10 Tr.	Zypressenöl (Cupressus sempervirens)

bei Bedarf 10 Tr. Paraben K

Sanfteen und Facetensid mit Wasser und Algenöl vermischen, mit Zitronensaftkonzentrat oder Kalweg ansäuern und mit Rewodern andicken. **Achtung:** Der verdickende Effekt beginnt erst nach ca. einer Minute.

Copaibaöl und Zypressenöl zusetzen und bei Bedarf konservieren. Die Intimwaschlotion wirkt Infektionen entgegen und sorgt für einen sanften Geruch und lang anhaltende Frische.

Intimwaschlotion für Sie

35 g	Facetensid
5 g	Sanfteen
1 ml	Johanniskrautöl
10 Tr.	Teebaumöl (Melaleuca alternifolia)
5 Tr.	Milchsäure
30 ml	Wasser
ca. 6 ml	Rewoderm

bei Bedarf 10 Tr. Paraben K

Facetensid, Sanfteen, Johanniskrautöl, Teebaumöl und Milchsäure vermischen, Wasser dazugeben und den Verdicker Rewoderm tropfenweise bis zur gewünschten Seifenkonsistenz unterrühren.

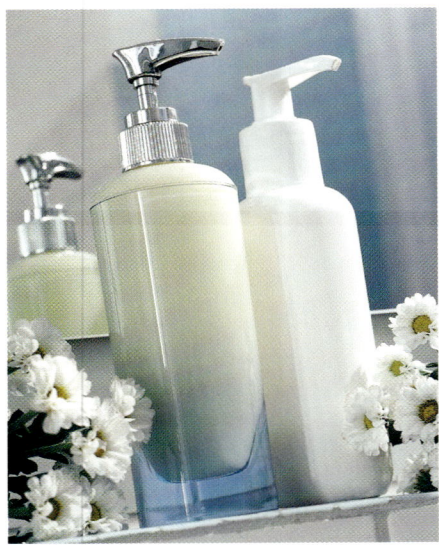

Die Hobbythek hat eine Intimwaschlotion für Sie und Ihn entwickelt, die sanft, aber gründlich reinigt.

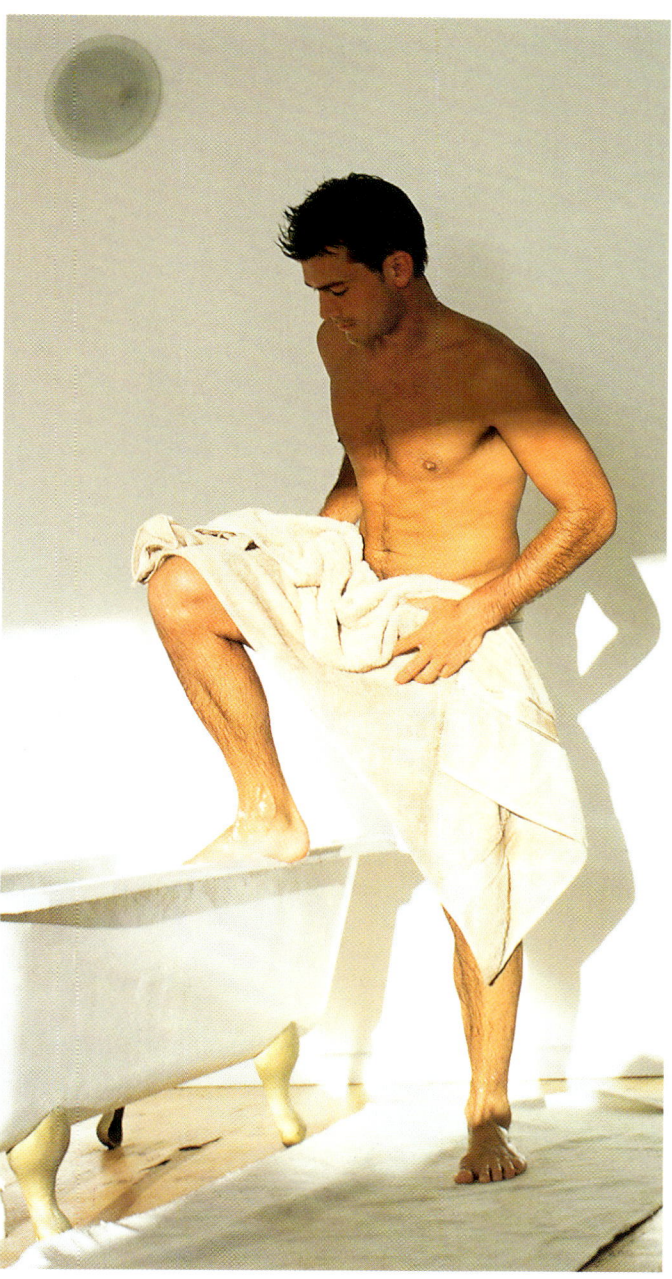

Eine sorgfältige Intimpflege ist bei Mann und Frau unabdingbar. Durch eng sitzende Kleidung wird die Intimzone kaum „durchlüftet", daher entstehen hier besonders leicht unangenehme Gerüche.

Achtung: Rewoderm benötigt zum Andicken ca. eine Minute. Anschließend Johanniskraut- und Teebaumöl zugeben. Alles gut durchrühren und bei Bedarf mit Paraben K konservieren. Milchsäure unterstützt das natürlich saure Scheidenmilieu, Johanniskrautöl hat leicht rückfettende Eigenschaften. Teebaumöl wirkt gegen Juckreiz und Scheideninfektionen.

Scheidenduschen sind gefährlich

Die Vagina reinigt sich von allein und würde durch eine Behandlung mit Wasser und Seife sogar geschädigt. Hier unterscheidet sie sich in nichts vom Darm, der ja genau wie die Scheide zunächst einmal nach außen so verschlossen ist, dass kein Wasser eindringen kann.

Manche Menschen haben jedoch einen solchen „Sauberkeitsfimmel", dass sie diese natürliche Grenze nicht beachten. In den USA werden sogar Vaginalduschen verkauft, mit denen die Scheide regelmäßig von innen und außen ausgespült wird. Es handelt sich dabei um einen Wegwerfartikel aus Plastik, der eine Reinigungslösung enthält. Diese Art von „Dusche" führt zur Zerstörung der natürlichen Scheidenflora (*siehe Seite 16*). Die Abwehrkräfte werden so geschwächt und Krankheitserregern, insbesondere Pilzen, wird Tür und Tor geöffnet. Tatsächlich kann sich dann wirklich ein unangenehmer Geruch breit machen, der auf die selbst hervorgerufenen Infekte zurückgeht, die u. U. mit Antibiotika behandelt werden müssen. Hier gilt also mal wieder: Weniger ist mehr – oder besser gar nicht.

■ Ein Bidet leistet gute Dienste

Am einfachsten ist es, den Intimbereich beim Duschen mit der Hand oder mit einem Waschlappen zu reinigen. Achten Sie darauf, dass keine Reste von Seife oder Reinigungslotion zurückbleiben. Beim Waschen am Waschbecken kann leicht der Fußboden vollgekleckert werden, daher ist ein Bidet eine schnelle Alternative zur Dusche, doch die haben die wenigsten. Die Bidetschüssel als Aufsatz ist eine praktische und kostengünstige Alternative: In einigen gut sortierten Sanitätsgeschäften gibt es in die Toilette einsetzbare Spezialschüsseln. Sie funktionieren fast wie ein Bidet, allerdings muss die Schüssel zuvor im Waschbecken mit lauwarmem Wasser gefüllt werden. Die Schüssel erlaubt die Reinigung im Sitzen und ist eine preisgünstige Alternative zum echten Bidet (zwischen 15,– DM und 30,– DM). Hinten ist ein Ausguss, so dass nach der Reinigung das Wasser leicht in die Toilette gekippt werden kann.

■ Zarte Pflege mit einem Wisch

Pflegetücher können keineswegs die Intimwäsche ersetzen. Allerdings sorgen sie zwischendurch schnell für Frische, gerade vor einer unerwarteten, intimen Verabredung. Das darin enthaltene Teebaumöl wirkt vorbeugend gegen Pilze und desinfiziert leicht. Wer den Geruch von Teebaumöl, insbesondere im Intimbereich, nicht mag, kann die gleiche Menge des brasilianischen Copaibaöls (siehe Seite 58) verwenden.

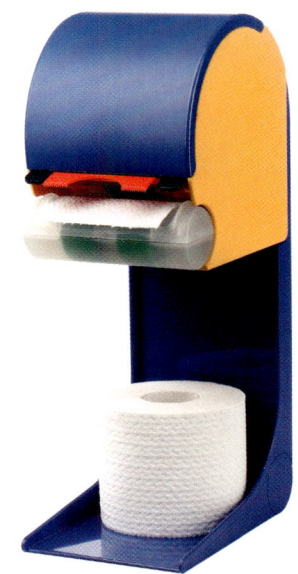

Eine gute Sache, um Toilettenpapier einfach und bequem zu befeuchten: der poclean®.

Konzentrat zur Herstellung von Intimpflegetüchern

30 ml	Facetensid
70 ml	Gycerin
5 Tr.	Teebaumöl
	(Melaleuca alternifolia)

Flüssigkeiten mischen. Dieses Konzentrat ist auch ohne Kühlung über viele Monate haltbar. Es wird im Verhältnis 1:5 (1 Teil plus 4 Teile, z. B. 20 ml Konzentrat plus 80 ml Wasser) verdünnt. Diese Flüssigkeit auf das zuvor zurechtgeschnittene Papier

gießen. Gut geeignet ist reißfestes Papier von der Qualität „Duniwell Baby Clean & Care Baby-Waschlappen". Es reißt auch im nassen Zustand kaum ein. Leider ist es verhältnismäßig teuer. Natürlich eignet sich jedes andere Papier gleicher Qualität genauso gut. In einer Frischhaltebox oder einem fest schließenden Plastikgefäß kann ein kleiner Vorrat von ca. zehn fertigen Feuchttüchern aufbewahrt werden, die Sie auch gut für unterwegs mitnehmen können.

Übrigens können Sie aus dem Intimpflegekonzentrat im Nu ein wunderbares Rezept für feuchtes Toilettenpapier machen. Einfach das Teebaumöl gegen Melissenöl (Melissa officinalis) austauschen.

Wer gerne und oft feuchtes Toilettenpapier benutzt, für den könnte sich auch die Anschaffung von poclean® lohnen. In eine kleine Lade dieses formschönen und praktikablen Toilettenpapierhalters wird die Mischung eingefüllt. Beim Herausziehen des Papiers wird dieses über Rollen geführt und dabei automatisch befeuchtet. Sollten Sie dieses Gerät benutzen, verwenden Sie hier eine Mischung von 1:4 (ein Teil plus drei Teile, z. B. 20 Milliliter Konzentrat plus 60 Milliliter Wasser).

poclean® wird von der kleinen Firma Zeusnik auch direkt vertrieben: Zeusnik GmbH, Schuckertstr. 30, 48712 Gescher; Tel.: (0 25 42) 95 57-0; www.poclean.de

LEBENSGEFÄHRLICHE BEGLEITER DER LUST

Es gibt Krankheitserreger, die besonders leicht übertragen werden, z. B. bei der so genannten Tröpfcheninfektion. Schnupfenviren gehören dazu. Andere Erreger sind auf einen sehr intimen Kontakt zwischen zwei Menschen angewiesen, um einen anderen Organismus zu infizieren. Ideal für solch empfindliche Bakterien oder Viren ist der Geschlechtsverkehr. Dabei kommen feuchte Schleimhäute zweier Menschen direkt miteinander in Kontakt und ermöglichen den Krankheitskeimen einen komfortablen Übergang. Frauen bekommen durch einen intensiven Liebesakt besonders leicht Infektionen, vor allem wenn der Mann Bakterien einbringt.

In solchen Fällen sind davon häufig auch die Harnwege betroffen. Frauen, die zu Harnwegsinfektionen neigen, sollten deshalb nach einem Geschlechtsakt viel trinken und die Blase entleeren. Obwohl die meisten Erreger relativ empfindlich gegenüber ihrer Umwelt sind, können sie sogar lebensgefährliche Infektionen hervorrufen. Wer ungeschützten Geschlechtsverkehr mit einem neuen Partner hat, kann sich mit HIV, verschiedenen Gelbsuchterregern, Papillomaviren, Syphilis, Tripper, Trichomonaden, Pilzen usw. infizieren. Kondome verhindern diese Infektionen.

■ AIDS und Hepatitis

Sowohl AIDS, also die durch eine HI-Vireninfektion hervorgerufene Immunschwächekrankheit, als auch verschiedene Arten von Gelbsucht werden sexuell übertragen.

Bei der Gelbsucht oder Hepatitis gibt es verschiedene Arten, wobei der Typ B der gefährlichste ist. In ca. 50 % der Fälle kommt es beim Infizierten zu einer Leberzirrhose oder Leberkrebs. Beide Verläufe enden für den Betroffenen fast immer tödlich. Auch die anderen Formen der Hepatitis können tödlich enden, wobei der Typ A nicht nur auf sexuellem Weg übertragen werden kann. Vielleicht hat dies dazu beigetragen, dass die Gelbsucht von vielen Menschen nicht mit Sexualität in Verbindung gebracht wird. AIDS wurde hingegen schnell in die „Schmuddelecke" gesteckt und als Krankheit der Schwulen abgestempelt. Die Infektion findet jedoch auch beim heterosexuellen Verkehr statt. Obwohl es heute Medikamente gegen die AIDS-Symptome gibt, ist das Leben für einen HIV-Infizierten außerordentlich schwer. Er kann ohne eine ganze Palette an Medikamenten nicht mehr auskommen. Komplikationen und Begleiterkrankungen gehen mit der Immunschwäche einher. Wenn das Thema auch aus den Medien mehr oder weniger verschwunden ist, gibt es keineswegs eine Entwarnung. Die Gefahr durch HIV und die Gelbsuchterreger besteht nach wie vor. Ein Kondom ist gerade bei neuen Begegnungen das Mittel der Wahl. Es sei denn, beide Partner haben einen AIDS-Test machen lassen und wissen, dass sie gesund sind.

■ Tripper oder Gonorrhoe und ihre Spätfolgen

Diese meldepflichtige Geschlechtskrankheit muss von einem Arzt so schnell wie möglich behandelt werden und wird durch das Bakterium *Neisseria gonorrhoea* verursacht. Ca. drei Tage nach der Infektion beginnen die Symptome. Beim Mann ist es vor allen Dingen, neben Ausfluss, schmerzhaftes Wasserlassen, was von den Betroffenen umgangssprachlich als „in Nadeln pissen" beschrieben wird. Auch bei Frauen kann Ausfluss und ein Brennen beim Urinieren auftreten. In der Regel zeigen sie jedoch kaum Symptome. Spätfolgen können hingegen Sterilität, Tumore am Eierstock, Bauchfellentzündung (Peritonitis) oder Erblindung sein. Die Infektion ist durch Antbiotika zu stoppen, leider sind in den letzten Jahren zunehmend Resistenzen, sprich Unempfindlichkeiten, dagegen aufgetreten. Nur noch bestimmte Antibiotika, wie z. B. Ceftriaxon, zeigen eine Wirkung. Präservative schützen auch vor Tripper. Dies gilt allerdings nicht für Babies während der Geburt. Diese können sich dabei infizieren und später erblinden. Prophylaktisch wird daher jedem Kind nach der Geburt ein Tropfen desinfizierende Silbernitratlösung ins Auge gegeben.

■ Syphilis oder Lues kann mit dem Tod enden

Lues gilt als eine Krankheit der neuen Welt und soll erst im 15. Jahrhundert mit Christoph Kolumbus und seiner Mannschaft nach Europa gelangt sein. Danach verbreitete sich die Infektion schnell und sorgte für viele, oft prominente Opfer. So sollen unter den Staatsoberhäuptern „Iwan der Schreckliche" und Heinrich VIII. von England unter Syphilis gelitten haben, außerdem gelten Heinrich Heine, Al Capone, Henri de Toulouse-Lautrec und Friedrich Nietzsche als infiziert. Oft wird auch Ludwig van Beethoven die Syphilis nachgesagt, doch der Verlust seines Hörsinns hatte andere Ursachen, während sich Franz Schubert tatsächlich – angeblich bei seinem einzigen Frauenkontakt in einem Bordell – ansteckte.

Diese ebenfalls meldepflichtige Krankheit gehört so schnell wie möglich in ärztliche Behandlung. Sie ist für den Betroffenen noch weitaus gefährlicher als der Tripper. Syphilis wird durch den Erreger *Treponema pallidum* hervorgerufen und verläuft in mehreren Stadien. Ca. drei Wochen nach der Infektion entwickelt sich im Geschlechts- oder Mundbereich eine münzgroße Geschwulst, die Harter Schanker genannt wird. So nennt man die Krankheit häufig auch umgangssprachlich. Nach weiteren drei Wochen schwellen die Lymphknoten an, ca. einen Monat später kommt es zu Kopf- und Gliederschmerzen, aber auch zu Fieber, Abgeschlagenheit und Hautausschlägen.

Da die Erkrankung bei uns fast immer rechtzeitig erkannt und mit Antibiotika behandelt wird, sind die schweren Symptome heute selten geworden. Andernfalls kommt es im fünften Jahr nach der Ansteckung zu gravierenden Schädigungen der Haut, Muskeln und der Gefäße. Zuletzt wird das Nervensystem angegriffen, die Krankheit endet mit dem Tod. Auch bei der Syphilis wird das Kind während der Geburt mit dem Erreger infiziert. Unbehandelt kommt es bei ihm zu Schwerhörigkeit und anderen Symptomen.

■ Trichomonaden: Ansteckung durch feuchte Handtücher

Bei den Erregern handelt es sich um Einzeller. Sie sind bis zu dreißig Mikrometer groß und haben mehrere Geißeln, mit denen sie

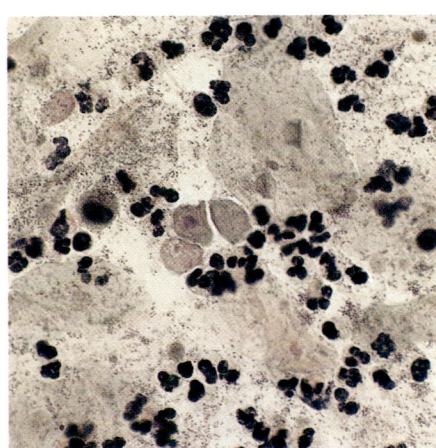

Trichomonaden sind Einzeller, so genannte Protozoen, die sich mit Hilfe von Geißeln fortbewegen und insbesondere bei Frauen starken Juckreiz und übel riechenden gelblich-grünen Ausfluss verursachen.

sich fortbewegen können. Es gibt Trichomonaden, die den Darm, die Mundhöhle und eben den Genitaltrakt besiedeln können. Dort verursachen sie, insbesondere bei Frauen, starken Juckreiz und übelriechenden, gelblich-grünen Ausfluss. Die Einzeller werden über feuchte Handtücher, besonders aber beim Geschlechtsverkehr, übertragen. Auch hier schützen Kondome. Trichomonaden sollten vom Arzt behandelt werden; ein Hausmittel besteht darin, eine geschälte Knoblauchzehe in die Scheide zu bringen. Anfangs sollte diese zwei- bis dreimal am Tag gewechselt werden. Dies ersetzt jedoch nur selten den Gang zum Arzt.

■ Pilze – die juckende Qual

Zum Glück sind nicht alle Krankheiten im Intimbereich lebensgefährlich. Manch eine ist vor allem lästig. So auch eine Pilzinfektion, die nicht nur die Füße, sondern eben auch die Geschlechtsorgane befallen kann. Häufige Infektionsquelle sind öffentliche Schwimmbäder. Die Pilzsporen sind nahezu überall anzutreffen, z.B in der Wäsche. Männer merken die Infektion mit dem Pilz kaum und stecken dadurch unabsichtlich ihre Partnerin an. Bei Frauen verursacht ein Scheidenpilz, meist handelt es sich um *Candida*, dagegen meist quälenden Juckreiz und weißen Ausfluss. Manchmal werden diese Symptome von Brennen beim Wasserlassen begleitet. Pilzinfektionen sind meist ein Zeichen dafür, dass das Immunsystem nicht auf der Höhe ist oder das Scheidenmilieu nicht sauer genug reagiert.

Soforthilfe bei Scheidenpilzen

Eine wirksame Behandlung gegen Candida liefert das Teebaumöl. Bei den ersten Symptomen ein bis zwei Tropfen Teebaumöl auf die nasse Hand geben und in der frisch gewaschenen noch nassen Scheide verteilen. Nach ein bis zwei Minuten mit lauwarmem Wasser abspülen. Gut abtrocknen. Morgens und abends anwenden, bis die Symptome abgeklungen sind. Statt dem reinen Teebaumöl, das ein leichtes Brennen verursacht, kann auch unsere „Intimwaschlotion für Sie" (*siehe Seite 68*) verwendet werden. Hier ist die Wirkung jedoch deutlich geringer. Unterstützend wirken die Joghurttampons bzw. LaBiDa-Kapseln (*siehe Seite 16 f.*). Sollten die Symptome nicht aufhören, muss unbedingt ein Arzt aufgesucht werden.

Tipps und Rezepte für Lust und Liebe

„Wer braucht Aphrodisiaka?
Das ist genauso, als wenn man die Frage
stellt: Wer braucht Pfeffer und Salz für
das Essen?"
(Christian Rätsch, Ethnologe und Aphrodisiaka-
Experte)

APHRODISIAKA
WECKEN DIE SINNE

Liebe und Erotik tun gut. Das wussten Menschen aller Völker schon immer. Es gibt wohl nicht sehr viel auf dieser Welt, was der *Homo sapiens* nicht schon ausprobiert hätte, um die Liebeslust noch zu steigern: Extrakte und Zubereitungen aus Mineralien und Edelsteinen, Tieren und natürlich auch Pflanzen aller Art. Die alten Römer glaubten an die Kraft von Krokodilfleisch, fachmännisch zubereitet mit Myrrhe, Weißwein und Pfeffer. Auch Chinesen sind bekannt für ihre Rezepturen. Ihr Spektrum reicht vom einfachen Ginseng über zerpulverte Knochen, Zähne und Hörner bis hin zu Potenz-Schnaps aus Schlangenpenisextrakt. Legendär ist auch die Spanische Fliege (*siehe Seite 76*). Lange schworen Menschen auf dieses Insekt, obgleich sein Wirkstoff, das Cantharidin, sehr gefährlich ist. Schon mit geringen

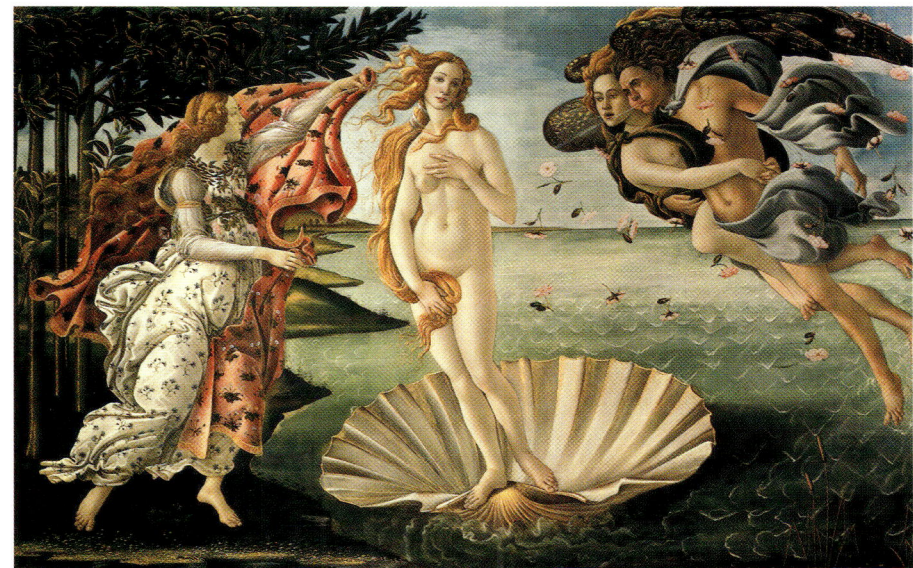

Aphrodite, die griechische Göttin der Liebe, der Schönheit und der Verführung, wurde in Rom Venus genannt. Aphrodite soll einen Zaubergürtel mit „Liebe, Liebesverlangen und Liebesgeplauder" besessen haben. Nach ihr werden Liebesmittel allgemein als Aphrodisiaka bezeichnet.

Dosen kann man die inneren Organe vergiften. Leider gibt es weit mehr Mittel, die in Wahrheit wenig taugen, als empfehlenswerte. Das hat sicherlich zu dem sehr zweifelhaften Image von Aphrodisiaka beigetragen. Schade eigentlich, denn gute Aphrodisiaka können das Liebesleben anregen und verschönern.
Viele glauben, Aphrodisiaka seien eine Medizin, um Lust und Begierde zu erzeu-

gen, selbst wenn keine vorhanden sind. Oder die Mittel seien geeignet, Körper auf Knopfdruck zu Höchstleistungen zu bringen, als seien es Maschinen. Solche Vorstellungen sind sicher falsch. Was aber vermögen Aphrodisiaka dann, könnte man fragen. Eine bezeichnende Antwort haben wir bei Christian Rätsch, einem Aphrodisiaka-Experten, gefunden: „Aphrodisiaka sind keine Stoffe, die bestimmte Fehlfunktionen ausgleichen, sondern es sind Stoffe, die das Empfinden von Erotik und Sexualität verändern, erweitern und verfeinern können. Sie sind eigentlich Gewürze, mit denen die eigenen erotischen Erfahrungen in neue Gefilde gebracht werden."

Ethnopharmakologen: Forscher in Sachen Erotik

Christian Rätsch ist Ethnopharmakologe. Wissenschaftler dieser Fachrichtung glauben an Aphrodisiaka. Das liegt wahrscheinlich an ihrer Arbeitsweise, denn Ethnopharmakologen erschließen ihre Informationen vor Ort, sie suchen Menschen persönlich auf und sammeln ihre Erfahrungsberichte. Sie ermitteln, wo welche Volksgruppen welche Rezepturen bevorzugen; sie versuchen, die Zutaten herauszufinden, sie fragen, wie die Mittel zubereitet werden, wie sie eingenommen werden und in welcher Dosierung. Auf diese Weise konnten Ethnopharmakologen einen großen Wissensschatz über Aphrodisiaka zusammentragen. Sie probieren diese Mittel auch an sich selbst aus, um sich ein besseres Bild machen zu können. Manchmal, wenn die Datenlage sehr gut ist und sie insgesamt

den Eindruck haben, dass ein Aphrodisiakum starke Wirkungen zeigt, gehen sie den Wirkstoffen auch mit chemischen Untersuchungen auf den Grund. Aber auch wenn diese Untersuchungen nicht von Erfolg gekrönt sind, werfen Ethnopharmakologen die Flinte nicht ins Korn. Sie glauben, dass Wirkungen von Aphrodisiaka nicht unbedingt immer in medizinischen Tests nachzuweisen sind, da auch die Situation der Anwendung eine große Rolle spielt. Und manche Mittel funktionieren vielleicht auch wirklich nur, wenn man daran glaubt.

Aber obwohl die westlichen Mediziner solche Placeboeffekte (siehe Seite 76) ebenfalls anerkennen, stoßen diese beiden Sichtweisen im Forschungsgebiet „Aphrodisiaka" heftig aufeinander. Klassische Schulmediziner kommen meistens zu ernüchternden Ergebnissen. Kaum eine Droge hielt bislang ihren strengen chemisch-analytischen Untersuchungskriterien stand. Nur der Wirkstoff der Yohimbérinde hat die harte Probe bestanden (siehe Seite 46). Ein pharmazeutisch aufbereiteter Wirkstoff dieser Pflanze ist sogar als Medikament zugelassen und soll bei Erektionsstörungen helfen. Deshalb haben wir ihn im Kapitel „Helfer für das Stehvermögen" genauer beschrieben.

Wir finden aber, dass es lohnt, einen Blick in die Rezepturen der Ethnopharmakologen zu werfen. Auch wir von der Hobbythek haben einiges ausprobiert und mit dem einen oder anderen Mittel haben wir gute Erfahrungen gemacht. Ob diese nun von der Stimmung oder dem Glauben an das Mittel abhängig waren, können wir natürlich nicht sagen. Sicher ist, dass es

kein Universal-Aphrodisiakum gibt. Zu jeder Frau und jedem Mann passt etwas anderes. Öffnen Sie einfach einmal die Schatzkiste der Liebesdrogen und lassen Sie sich überraschen.

Deutlich sprechen wir uns allerdings an dieser Stelle gegen starke Drogen mit gefährlichen Nebenwirkungen und Spätfolgen aus. Halten Sie sich an Produkte, die Sie bei uns frei kaufen können. Von fertigen Stimmungsmachern möchten wir eher abraten (siehe Seite 75). Greifen Sie lieber zu einfachen Rohstoffen. So wissen Sie genau, was drin ist. Außerdem können Sie diese dann auch noch ganz nach Ihrem eigenen Geschmack zubereiten. Weiter hinten haben wir für Sie einige aufregende Rezepte zusammengestellt. Wir empfehlen Ihnen vor allem Stoffe aus dem Pflanzenreich, wie Tees und Gewürze.

■ Keine Macht den Drogen – wir setzen auf sanft

Aphrodisiaka im engeren Sinne, Mittel also, die von innen heraus wirken, enthalten oft stimulierende oder enthemmende Stoffe, wie Alkohol, bestimmte harte Drogen und Alkaloide – zum Beispiel aus der Tollkirsche oder dem Stechapfel. Dass wir von solchen Hilfsmitteln dringend abraten, versteht sich von selbst. Sie führen zur körperlichen Abhängigkeit. Sie sind außerdem äußerst gesundheitsschädlich, ja sogar lebensgefährlich. Das Alkaloid der Tollkirsche beispielsweise, das Belladonin, ruft zwar angeblich ekstatische Träume und erotische Halluzinationen hervor, lähmt aber bei der geringsten Überdosis das Atemzentrum.

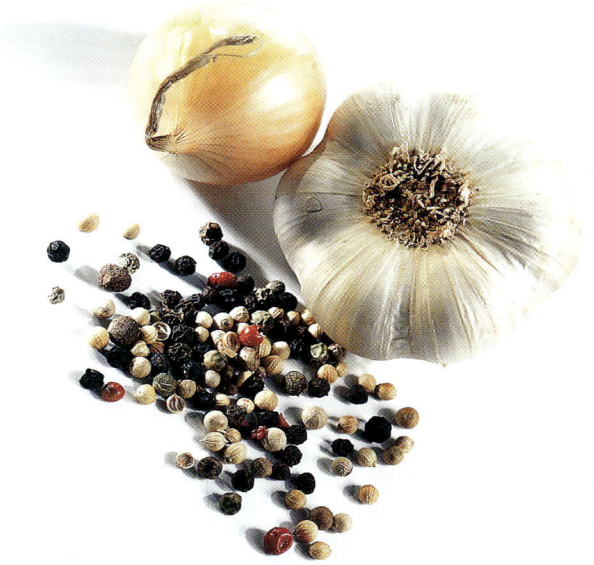

Hier soll die Rede von sanften Substanzen sein, die dennoch die Sinne wecken können.

Vor allem einigen Gewürzen sagt man nach, dass sie nicht nur scharf sind, sondern auch scharf machen – der Knoblauch, die Zwiebel und der Pfeffer beispielsweise. Beim Pfeffer ist es der Inhaltsstoff Piperin, der die Durchblutung im Bauch und den Sexualorganen steigert. Aus dem alten Rom ist überliefert, dass sich die Männer beim Liebesspiel aus diesem Grund einen mit Pfeffer und Öl gefüllten Trichter in den After einführten, um sich und ihren Liebespartner zu stimulieren.

Ähnliche Wirkung wie dem Pfeffer sagt man übrigens auch Basilikum, Paprika und Ingwer nach. Andere Stoffe sollen aphrodisisch wirken, weil sie das Urogenitalsystem – also Blase und Sexualorgane – reizen, d.h. wassertreibend sind. Das trifft zum Beispiel auf Petersilie und Sellerie zu.

Wie wirken Aphrodisiaka?

- Sie fördern die Durchblutung des Körpers und damit auch der Sexualorgane. Empfindungen können damit intensiver werden.
- Sie reizen die Organe des Harnapparates, also Niere und Blase, und wirken dadurch indirekt auch auf die Sexualorgane.
- Sie entspannen und enthemmen.
- Sie enthalten anziehende Düfte.

■ Machen Potenztropfen glücklich?

Frei verkäufliche Sexualstimulanzien sind Renner in Drogerien und Apotheken. Rund elf Millionen Mark blättern Deutsche im Jahr für frei verkäufliche Sexualpräparate auf den Tisch. Ist dieses Geld gut angelegt? Werden Lust und Potenz durch Mittel wie „Glücksan Enthemmungstropfen", „Penis Kraft Dragees" oder „Steifungs Kraft-Salbe" wirklich gesteigert? Auch die Zeitschrift Öko-Test suchte eine Antwort und testete einige dieser rezeptfreien Produkte. Das Ergebnis: „Schulmedizinisch ist für keines der Produkte eine sexuell anregende oder potenzfördernde Wirkung belegt." Dennoch kann man nicht daraus ableiten, frei verkäufliche Potenzmittel seien wirkungslos. Die Sache ist so diffizil wie die Liebe selbst. Bei vielen legen sie dennoch eine Wirkung an den Tag. Der Grund heißt Placebo. Und das bedeutet: Ist der Glaube an ein Mittel intensiv genug, dann wirkt es auch. Die Erfolge können sich daher sehen lassen und sind zudem objektiv messbar. Fast schon spukhaft muten diese Wirkungen an, wenn man weiß – und daran gibt es keinen Zweifel –, dass alle von Ökotest geprüften Produkte von ihrer stofflichen Zusammensetzung her völlig unwirksam sind. Je nach angeblicher Wirkung und je nach persönlichem Bedarf kann der Placebo dafür sorgen, dass der Penis besser hochkommt, dass er hart genug wird, um in die Scheide der Frau einzudringen und genügend Stehvermögen beweist. Allerdings, wenn Sie Ihren Partner heimlich auf Trab bringen wollen, nützt der Zauber nichts. Denn beim Placebo ist ausschließlich der Glaube die Triebfeder des Erfolges. Und wo kein Glaube ist, da gibt es dann auch keine Wirkung. Fazit: Überlegen Sie, was Ihnen Ihr Geld wert ist. Bei ernsthaften Potenzproblemen bietet die Schulmedizin ohnehin bessere Methoden, die wir Ihnen im Kapitel „Die Potenz zurückerobern" vorstellen.

Spanische Fliege: vom Bett ins Grab

Wer kennt sie nicht, die „Spanische Fliege", der Turbo unter den Liebesstimulanzien, heißt es. In Wirklichkeit ist die Spanische Fliege ein wahres Teufelszeug, von Aphrodisiakum keine Spur. Auch haben Produkte, die mit dem Namen werben, mit Fliegen nichts zu tun. Die legendäre Spanische Fliege ist in Wahrheit ein in Süd- und Mitteleuropa lebender Käfer namens *Lytta vesicatoria*. Aus ihm wird ein Stoff mit Namen Cantharidin extrahiert. Und dieser Stoff ist extrem giftig. In der Vergangenheit hat der Irrglaube, Cantharidin könne die Manneskraft stärken, so manchen Casanova vom Bett direkt ins Grab befördert. Deshalb sind in heutigen Potenzprodukten nur noch Spuren des metallisch grün glänzenden Käfers erlaubt. Mit Sicherheit sind diese Mengen für eine Wirkung viel zu gering. Genug allerdings, um die Unwissenheit der liebeshungrigen Verführer zu

Rezeptfreie Potenzmittel mit so blumigen Namen wie „Glücksan Enthemmungstropfen", „Penis Kraft Dragees" oder „Steifungs Kraft-Salbe" versprechen viel, doch halten in der Regel wenig.

Glaube versetzt Berge: Placebo

Wenn Medikamente ohne Wirkstoffe dennoch wirken, so spricht man von einem Placeboeffekt. Verantwortlich dafür ist der Glaube. Er kann über Funktionen des Zentralen Nervensystems in den Stoffwechsel unseres Körpers eingreifen. Dieser Prozess verläuft je nach Erkrankung unterschiedlich. So lässt sich Schmerz mit Placebo-Therapien bei 35 % lindern, Magengeschwüre bei 50 % und Rheuma und Arthritis gar bei 80 % der Patienten. Auch die Prostata reagiert auf Placebo (*siehe Seite 50*). Die Wirkungen des Placeboeffektes sind real und messbar: Magengeschwüre verschwinden, Blutwerte verbessern sich und Schmerzen gehen zurück. Kurioserweise „imitiert" das Placebo aber nicht nur die positiven Wirkungen eines Pharmazeutikums. Ist der Patient über die Nebenwirkungen des vermeintlichen Präparates informiert, so können sich auch diese einstellen.

Leider lässt sich diese Wirkung nie genau vorhersagen. Sie ist bei jedem Menschen unterschiedlich stark, und es gibt bislang kein Indiz für ein Persönlichkeitsprofil eines „Placebo-bereiten" Patienten.

Und der Glaube wird erwiesenermaßen durch einfache Faktoren beeinflusst. Je umfangreicher die Therapie, umso größer der Placeboeffekt. Große Kapseln wirken stärker als Tabletten, Operationen stärker als Spritzen. Darüber hinaus hängt die Placebowirkung ganz entscheidend davon ab, wie sehr der Patient seinem Arzt vertraut.

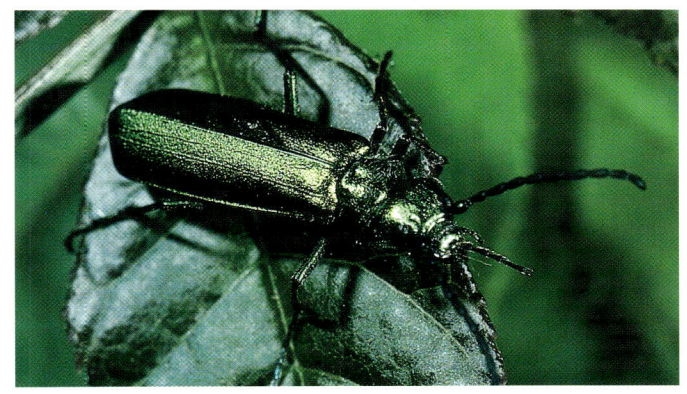

Die Spanische Fliege – in Wahrheit ein grüner Käfer – enthält entgegen landläufiger Meinung keine aphrodisierenden Stoffe. Produkte, die hiermit werben, lassen Sie besser im Regal stehen. Die Werbung ist unseriös.

nutzen und den Namen der Spanischen Fliege zu klingender Münzen zu machen. Schon in geringsten Dosen führt Cantharidin zu schweren Verdauungsbeschwerden, Atemnot und Nierenschädigungen. Zudem kann der Giftstoff der Spanischen Fliege schwere Harnwegsentzündungen auslösen. Äußerlich angewandt führt Cantharidin zu starken Reizungen der Haut und der Schleimhäute, die beim Mann zu schmerzhaften Dauererektionen führen. Diese Qualen haben der Spanischen Fliege offenbar den unsinnigen und fatalen Ruf eines Aphrodisiakums eingebracht. Dabei sind bereits zehn bis 50 Milligramm Cantharidin oral tödlich.

Mit Vorsicht zu genießen: Alkohol

Alkohol entspannt und regt an, wenn er in Maßen genossen wird. In größeren Mengen beeinflusst er das zentrale Nervensystem. Wir können unsere Muskeln dann nicht mehr richtig koordinieren – schlechte Voraussetzungen für ein schönes Liebes-

spiel. Außerdem sind die Organe schlechter durchblutet und dadurch empfinden vor allem Frauen weniger, wenn sie zuviel Alkohol im Blut haben. Männer haben noch Schlimmeres zu befürchten. Alkohol bringt das Gleichgewicht zwischen männlichen und weiblichen Sexualhormonen, Testosteron und Östrogen, durcheinander. Die Leber schafft es nicht mehr, überschüssiges Östrogen abzubauen. Das Testosteron gerät ins Hintertreffen. Bei Männern wird dadurch die Lust auf Sex gedämpft und die Erektion geschwächt, im schlimmsten Fall bleibt sie ganz aus. Viele Probleme mit Impotenz gehen auf das Konto von Alkohol. Alkohol ist zwar Teil unserer Kultur; dennoch ist weniger mal wieder mehr.

LIEBESMITTEL AUS DER NATUR

■ Catuaba: stimuliert und durchblutet
(*Erythroxylon catuaba*)

Auf Catuaba sind wir zum ersten Mal auf einer Reise nach Brasilien gestoßen. Im brasilianischen Regenwald ist der Strauch sehr weit verbreitet, und die dortigen Indianer benutzen seine Rinde wegen seiner belebenden und magenstärkenden Wirkung und als Aphrodisiakum. Es soll das Nervensystem und die Durchblutung der Geschlechtsorgane stimulieren und damit ein gesteigertes sexuelles Verlangen erzeugen. In Brasilien ist Catuaba häufig Bestandteil von so genannten Bauernviagras. Diese bestehen allerdings aus einem unkontrollierten Gemisch verschiedener Substanzen. Da weiß man nie genau, wie viel wovon drin ist. Deshalb halten wir das reine Catuaba für empfehlenswerter.

Ein brasilianisches Sprichwort sagt: Zeugt ein Mann bis zum Alter von 60 Jahren ein Kind, war er es. Geschieht es danach, war es Catuaba.

Liebestee Brasilia	
1 EL	Catuabarinde
1 kl. Stck.	Süßholzwurzel
1 Pr.	Zimt
1 l	Wasser

Zutaten in kochendes Wasser geben und dann fünf Minuten leicht köcheln. Anschließend 15 Minuten ziehen lassen, abseihen, genießen.

Catuaba schmeckt etwas bitter. Sie können den Liebestee mit etwas Süßem abmildern.

■ Chinesischer Raupenpilz: teuer und aktivierend

(*Cordyceps sinensis*)
Auch Pilze können aphrodisierende Stoffe enthalten. An der Medizinischen Fakultät in Peking wurde der Chinesische Raupenpilz an Menschen mit sexueller Unterfunktion getestet. Die Rate der signifikanten Verbesserung der sexuellen Aktivität lag bei mehr als 65 %.

Leider ist der Chinesische Raupenpilz der teuerste Pilz der Welt. Das wird sich auch in absehbarer Zeit nicht ändern, denn es gelang bisher nicht, ihn zu züchten. Immerhin haben es aber Forscher gerade geschafft, das Mycel in Nährlösungen künstlich wachsen zu lassen. Mycel nennt man den eigentlichen Pilz, winzig kleine wurzelähnliche Fäden, die sich in der Erde befinden. In der Studie an der Pekinger

Universität erwies sich das Mycel sogar als wirksamer als der Fruchtkörper, also Stiel und Hut, selbst.

Der Pilz schmeckt sehr bitter. In Deutschland ist das Mycel in verschiedenen Präparaten erhältlich. Sie finden diese auch in den Läden, die die Zutaten der Hobbythek führen.

■ Damiana: „Die den Mann das Hemd ausziehen lässt"

(*Turnera diffusa*, auch *Turnera aphrodisiaca*)
In der Sprache der Indianer sind es oft nur kurze Worte, übersetzt klingen sie auf den ersten Blick wie banale Verse für Kinder. Doch sie treffen zielgenau ins Schwarze und verblüffen durch ihre Scharfsinnigkeit. Schon seit alters her wussten die Indianer Mexikos um die Kraft der Damiana, einem gelbblühenden Kraut. Von Südkalifornien bis nach Argentinien ist es weit verbreitet. Sie nutzten Damiana als Medizin und als Aphrodisiakum. Die alten Maya nannten das Kraut „Pflanze der Liebe".

Auch bei uns wird Damiana noch heute gerne als Aphrodisiakum, zur Vorbeugung

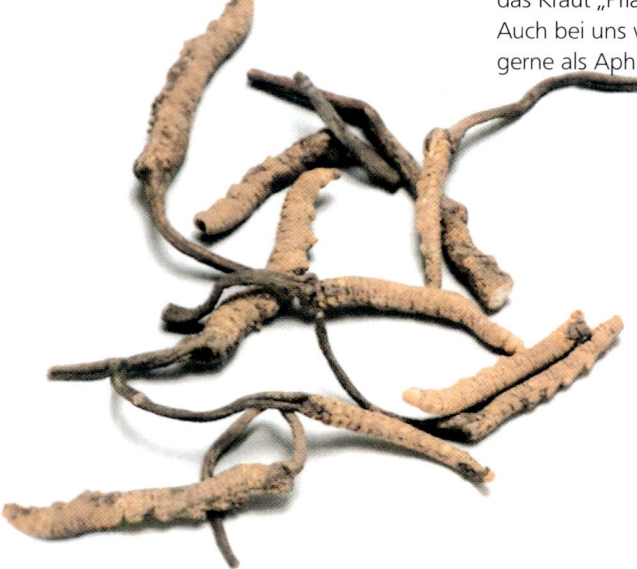

Die Wirkung des Chinesischen Raupenpilzes wird gerne mit der des Ginseng verglichen.

und Behandlung von Sexualstörungen, zur Kräftigung und Anregung bei Überarbeitung, geistiger Überforderung, nervöser Schwäche sowie zur Steigerung und Erhaltung der geistigen und körperlichen Leistungsfähigkeit empfohlen. Wissenschaftlich abgesichert sind diese Anwendungsgebiete allerdings nicht. Das jedenfalls will die Kommission E, Fachgremium zur Beurteilung von medizinisch wirksamen Pflanzenprodukten, nach Durchsicht aller verfügbarer Fachliteratur ermittelt haben. Andererseits befand die Kommission die Zubereitungen aus Blättern und Kraut der Damianapflanze für unschädlich. So haben wir es gewagt, den Spuren der alten Indianer nachzugehen.

Tee der Liebe		
2 TL	getr. Damianakraut oder	
1 TL	getr. Damianakraut und	
1 TL	Pfefferminzkraut	
1 l	Wasser	

Wasser zum Kochen bringen, das Kraut hinzugeben, weitere drei bis fünf Minuten kochen lassen, abseihen, trinken. Süßen Sie mit Honig oder braunem Zucker nach Geschmack.

Besonders gut schmeckt der Tee der Liebe, wenn Sie Damiana- und Pfefferminzkraut mischen.

■ Ginseng: Manneskraft pur

(*Panax ginseng, Panax quinquefolius*)
Schon in der Sprache drückt sich aus, wie tief der Glaube der Chinesen an die Potenz dieser Pflanze sitzt. Denn für die Worte Ginseng und Manneskraft gibt es in China nur ein Schriftzeichen. Noch heute gehört

Ginseng in der traditionellen chinesischen Medizin zu den wertvollsten und begehrtesten Heilpflanzen. Genutzt werden vor allem die Wurzel, aber auch oberirdische Sprosse, Blätter und Stiele. Die Heilwirkungen sind wie bei kaum einer anderen Pflanze sagenumwoben. Ginseng erhöhe die Leistungskraft, auch in der Liebe, verbessere die Konzentrationsfähigkeit, wirke sich stärkend auf das Herz aus, erhöhe die Immunabwehr, beuge Erschöpfungszuständen und womöglich auch noch bestimmten Krebsarten vor. Für diese vielfältigen Wirkungen verantwortlich sind Saponine (Glykoside), zuckerartige Wirkstoffe, die in Samenpflanzen weit verbreitet sind. Beim Menschen gilt als bestätigt, dass die Wirkstoffe der getrockneten Wurzel als Tonikum zur Stärkung bei Müdigkeits- und Schwächegefühl, bei nachlassender Leistungs- und Konzentrationsfähigkeit sowie in der Rekonvaleszenz helfen. Ginseng erhöht also die körperliche und geistige Konzentrationsfähigkeit. Zudem wird Ginseng eine adaptogene Fähigkeit nachgesagt. Adaptogene Stoffe sind in der Lage, den Körper an veränderte Umweltbedingungen anzupassen. So können etwa stressbedingte Reaktionen ausgeglichen werden.

Ob Ginseng, wie schon seit Jahrtausenden vermutet, wirklich aphrodisierend wirksam ist, vermag heute niemand zu belegen. Viel sinnvoller erscheint aber die Einnahme bei Männern, die unter leichten Symptomen einer Erektilen Dysfunktion leiden (siehe Kapitel „Was den Penis schwächt"). Gegenanzeigen und Nebenwirkungen sowie Wechselwirkungen mit anderen Mitteln sind jedenfalls nicht bekannt. Wir empfehlen daher den Selbsttest mit Ginseng.

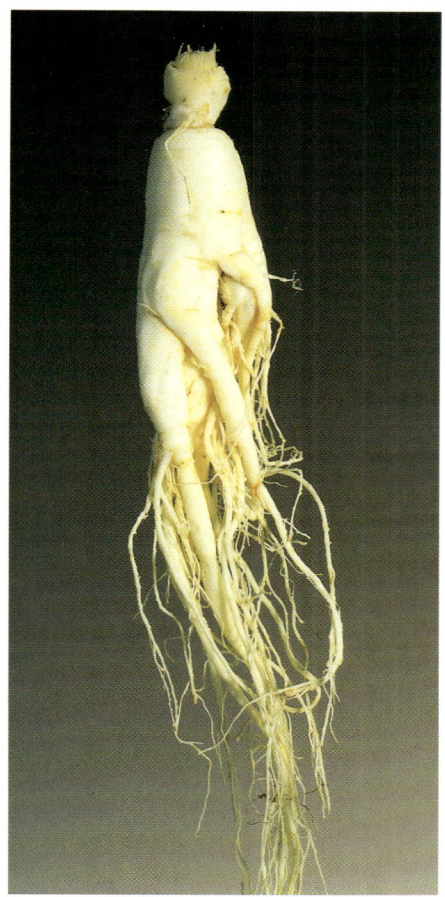

Die Heilwirkungen des Ginseng sind wie bei kaum einer anderen Pflanze sagenumwoben. Unter anderem soll er die Leistungsfähigkeit in der Liebe steigern.

Kochendes Wasser über die Zutaten gießen, zehn Minuten ziehen lassen und abseihen. Nach Geschmack mit Honig süßen.

■ Guarana: der Trank Verliebter
(Paullinia cupana)

Die Guarana-Liane wächst wild in den Regenwäldern Amazoniens, wird aber auch auf Plantagen angebaut. Die Samen enthalten Koffein, Harze und ein kaum erforschtes ätherisches Öl. Sie werden geröstet und zermahlen. In Wasser oder Milch aufgelöst wirkt Guarana aufputschend, ohne so aggressiv wie Kaffee zu sein. Durch Ballaststoffe gebunden, wird das Koffein – ähnlich wie beim grünen Tee – erst langsam an den Körper abgegeben. Wegen seiner stark anregenden Wirkung trinken es brasilianische Liebespaare, um sich in Stimmung zu bringen.

Guarana eignet sich u. a. zur Herstellung von Getränken mit kohlensäurehaltigem Wasser oder mit Joghurt. Aber auch Desserts können Sie nach Geschmack damit anreichern.

Sie können Guarana auch als Pulver kaufen, aber wir empfehlen Ihnen hier Rezepturen mit unserem Frusip's Guarana:

Spritziger Guarana-Kefir

200 ml	Kefir oder flüssiger Joghurt
½ TL	Frusip's Zitrone/Limette
1 TL	Frusip's Guarana
2 Tabl.	Lightsüß HT
evtl. 50 ml	Mineralwasser

Alle Zutaten einfach verrühren, fertig.

Sommernachts-Joghurt

150 g	Joghurt
1 TL (3 g)	Inulin 90 HT
1 TL	Frusip's Guarana
1 – 2 TL	Fruchtsüße HT
½	Banane, klein geschnitten
1 TL	gehackte Nüsse

Alle Zutaten verrühren.

Exotischer Liebesschaum

1 kl.	Mango
2 – 3 Tabl.	Lightsüß HT
150 ml	Wasser
½ Messl.	Konjac-Konzentrat HT
2 EL	Frusip's Guarana

Die Mango schälen, das Fruchtfleisch vom Kern entfernen und mit dem Mixstab pürieren. Lightsüß-Tabletten im Wasser auflösen und das Konjac-Konzentrat mit dem Schneebesen klumpenfrei einrühren, Frusip's Guarana und die pürierten Mangos hinzufügen.

■ Chili: weckt den Trieb
(Capsicum spp.)

Chilischoten, auch Cayennepfeffer genannt, gibt es wild und kultiviert, rot oder grün. Sie können es frisch oder getrocknet verwenden. Schon immer wird Chili als Heilmittel genutzt. Besonders geschätzt ist seine bakterienabtötende und desinfizierende Wirkung. Chili gilt als erhitzendes Nahrungsmittel. So regt es auch den Geschlechtstrieb an. Es wirkt reizend auf die Schleimhäute und den Unterleib.

Mexikanischer Kakao mit Chili

25 g	Kakaobohnen oder Kakaopulver
25 g	Maismehl
100 ml	Wasser
1 Pr.	Chilipulver
etwas	Vanille frisch aus der Schote
1 Msp.	pulverisierter Zimt
	brauner Zucker nach Bedarf

Rösten Sie die Kakaobohnen leicht an und zerreiben Sie sie. Vermischen Sie das Kakaopulver mit Maismehl und Wasser und kochen Sie die Mischung auf. Geben Sie das Chilipulver, die Vanille und den Zimt hinzu. Süßen, fertig.

■ Rosen – Blumen der Liebe
(Rosa ssp.)

Die griechische Mythologie erzählt: Die Göttin der Blumen fand eine wunderschöne, aber leblose Nymphe und bat die Götter, daraus eine Blüte zu schaffen. Die drei Grazien, göttliche Gestalten und Sinnbilder für jugendlichen Anmut und Lebensfreude, gaben der Blüte Freude, Glanz und Charme. Aphrodite verlieh der Blüte Schönheit. Dionysos, der Gott des Weines, versah sie mit einem kostbaren duftenden Nektar. So erspross die Rose, die Königin der Blumen und Symbol der Liebe.

Aber es gibt auch handfeste Gründe, warum Rosen seit jeher als Pflanzen der Liebe gelten. Rosenöl, Rosenblätter und selbst die Früchte der Rosen, die Hagebutten, haben eine stimmungsaufhellende, beruhigende und stabilisierende Wirkung auf das Nervensystem.

Die Aromatherapie schreibt der Königin unter den Blumen starke weibliche Eigenschaften zu. Deshalb werden Rosenessenzen für alle Krankheiten des weiblichen Genitalsystems eingesetzt. In der Hindu-Philosophie gilt Rosenöl als Aphrodisiakum. Sandelholzöl soll diese Wirkung noch verstärken. Außerdem verwenden es Aromatherapeuten, um emotionalen Belastungen entgegenzuwirken, die mit der Sexualität im Zusammenhang stehen und zu Frigidität und Impotenz führen können.

Achtung: Rosen können die Gebärmutter stimulieren. Deshalb sollte man in der Schwangerschaft vorsichtig mit Blättern und Öl umgehen.

Aus Blütenblättern können Sie wunderbare Liebes-Tränke und -Speisen herstellen. Generell eignen sich traditionelle Rosenarten mit starkem Duft am meisten, wie z. B. die *Rosa centifolia*, auch einfach Centifolie genannt. Vor dem Zubereiten sicherheitshalber aber immer ein Blatt probieren, sonst kann es eine bittere Überraschung geben. Wenn Ihnen nur nicht-duftende Rosen zur Verfügung stehen, können Sie sich mit einem kleinen Trick behelfen: Einfach einen kleinen Tropfen Rosenöl auftröpfeln und schon duftet es ganz verführerisch.

Wichtig ist, dass die Rosen nicht mit Gift gespritzt sind. Am besten sind daher die Blüten aus dem eigenen Garten. Wer keine eigenen Rosen besitzt, kann auch unbelastetes Rosenöl oder Rosenwasser verwenden. Rosenwasser verleiht wässrigen Lösungen einen wunderbaren Duft, z. B. Badewasser. Das ätherische Rosenöl löst sich besser in Fetten und Ölen auf, etwa in unserem Rosenmousse.

Rosenblätter regen weiter unseren Appetit an. Sie sind vitamin- und mineralstoffreich und spielen mit unseren Sinnen. Frische Rosenblätter sind auch eine wunderschöne Dekoration für Salate. Dafür sprach sich bereits vor fast 900 Jahren die heilige Hildegard von Bingen aus. Sie war überzeugt, damit nicht nur den Körper, sondern auch die Psyche zu stärken. Die „erste deutsche Naturärztin" kombinierte die Rose wegen ihrer „guten Kräfte" mit allen anderen Heilmitteln. Von ihr stammt auch unser erstes Rezept:

Rosen öffnen die Sinne. Für unsere Rezepte eignen sich Centifolien am besten; sie duften gut und schmecken.

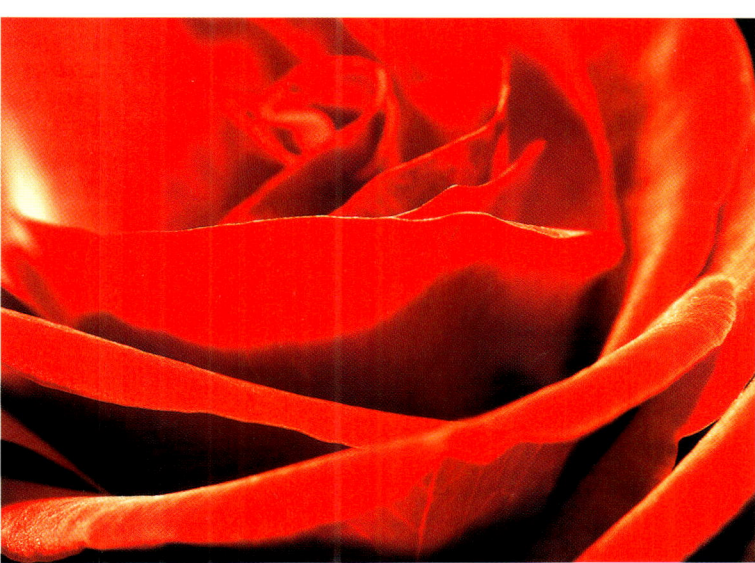

„Grüner Salat mit Rosenblättern" nach Hildegard von Bingen

2 Köpfe	Grüner Salat
1 Hand voll	gemischte Kräuter, z. B. Petersilie, Liebstöckl, Dill, Kerbel, Schnittlauch, Zitronenmelisse
5 EL	Kräuteröl
3 EL	Weinessig
1 TL	scharfer Senf Salz und Pfeffer
3 EL	Zitronensaft
2	Eier
5 – 6	Rosenblütenblätter

Die Salatblätter in mundgerechte Teile zupfen, unter kaltem Wasser gut abspülen. Für die Salatsoße die Kräuter klein hacken und zusammen mit dem Öl, Weinessig, Senf, Salz und Pfeffer sowie dem Zitronensaft in einer großen Schüssel zu einer Marinade verrühren. Die Eier hart kochen, abschrecken, klein hacken und unter die Marinade geben. Die Salatblätter erst kurz vor dem Servieren mit der Marinade gut vermischen, damit sie nicht zusammenfallen und durchweicht auf den Tisch kommen. Mit den Rosenblättern servieren. Anstelle von normalem Weinessig können Sie für Ihre Liebesmenüs auch richtigen Rosenessig verwenden, die Herstellung ist ganz einfach:

Rosen-Essig

6 EL	Rosenblütenblätter
¾ l	Weinessig

Die Rosenblütenblätter von den Stielansätzen befreien und in ein hohes Glasgefäß geben, den Essig darüber gießen. Das Gefäß gut verschließen und etwa 14 Tage an einen sonnigen Platz stellen. Dann in eine Flasche filtern, gut verschließen und kühl aufbewahren. Rosen-Essig passt zu Kürbis, Birnen, Chicorée- und Blattsalat.

Exotisches Obst an Rosen-Dip

Ein Dip macht Spaß, regt an und erotisiert. Die Kräfte der Rose geben dem Liebesleben den nötigen Kick. Obst ganz nach Geschmack in mundgerechte Stücke schneiden, Rosen-Sirup hinzustellen, mit Rosenblüten garnieren. Wir empfehlen: Banane, Mango, Pfirsich, Melone und Kiwi.

Rosen-Sirup

200 ml	Apfelsüße HT
15 – 20 g	Rosenblätter

Apfelsüße aufkochen, gewaschene Rosenblätter hineingeben und kurz aufwallen lassen, dann kochendheiß in eine gut verschließbare Flasche füllen. Die Flasche kühl lagern, dann ist der Sirup mindestens ein Jahr haltbar. Sie können ihn zum Aromatisieren und Dekorieren von Getränken, Desserts und Süßigkeiten verwenden.

Ein geeignetes Getränk fürs Schäferstündchen ist Rosen-Tee. Die Zubereitung geht ruckzuck, und das Ergebnis kann sich sehen lassen:

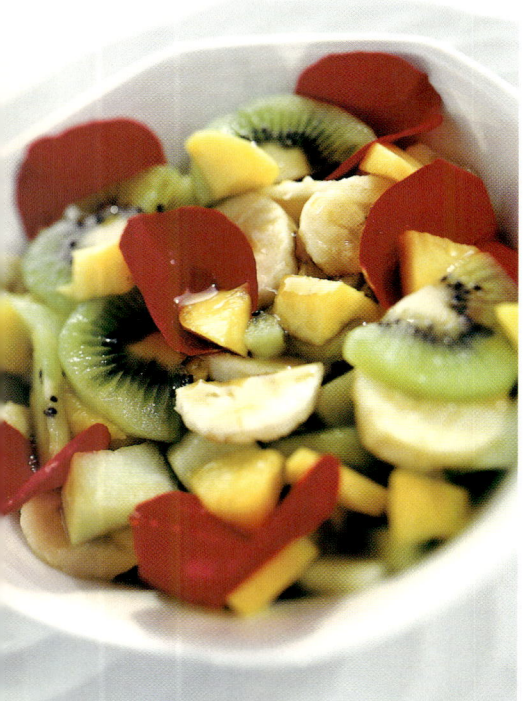

Exotisches Obst an Rosen-Dip.

Rosen-Tee	
10	Rosenblätter
50 g	grüner Tee

Die getrockneten Rosenblätter mit dem Tee mischen und in ein schönes, luftdichtes Gefäß füllen. Für die Zubereitung kein kochendes Wasser verwenden, die Temperatur sollte so etwa 80 °C betragen. Ein halber Liter reicht für einen Teelöffel der Mischung. Lassen Sie den Rosen-Tee rund drei bis fünf Minuten ziehen und seihen Sie ihn dann ab.

Für die nächsten Rezepte empfehlen wir Rosenöl. Weil es sehr intensiv ist, sollten Sie es zunächst verdünnen:

Rosenöl-Vormischung	
1 Messl. (2,5 ml)	Sonnenblumenöl
1 Tr.	äth. Rosenöl

Rosentrüffel	
15 – 20 g	Süße Sahne
100 g	Weiße Schokolade
1 Tr.	Rosenöl-Vormischung (s.o.)
10 – 15 g	Rosenlikör oder Weinbrand

Sahne und Schokolade in der Mikrowelle auf kleinster oder zweitkleinster Stufe erwärmen, jede Minute einmal umrühren. Wenn Sie keine Mikrowelle haben, geht es aber auch bei kleiner Hitze im Kochtopf. Dann aromatisieren und im Kühlschrank

erkalten lassen. Entweder mit den Händen zu runden Trüffeln formen oder die Masse in einer eckigen Form erkalten lassen und dann in dekorative Formen schneiden. Die Trüffel können in Kokosraspeln oder geriebenen Pistazien gewälzt werden. Im Kühlschrank aufbewahren. Eventuell kurz vor dem Verzehr mit fein gehackten, frischen Rosenblättern garnieren. Die Trüffel können auch mit Diabetikerschokolade hergestellt werden. Dabei muss die Masse aber besonders vorsichtig erwärmt werden, nicht über 40 °C.

Rosenmousse	
200 g	Weiße Schokolade
3	Eigelb
2 EL	Isomalt
4 – 5 Tr.	Rosenöl-Vormischung (s.l.)
250 g	Sahne
3	Eiweiß

Die Schokolade in der Mikrowelle (vgl. Trüffel) oder im Wasserbad schmelzen. Eigelb ebenfalls im Wasserbad mit einem Schneebesen oder besser mit dem Mixer zu einer dicken, schaumigen Creme schlagen, dabei langsam einen Esslöffel Isomalt unterrühren. Das dauert eine gewisse Zeit, denn das Eigelb wird bei ca. 60 °C fest. Sie merken es, wenn die Creme etwas andickt. Dann die flüssige Schokolade und die Rosenöl-Vormischung zugeben. Anschließend die geschlagene Sahne unterziehen und zum Schluss das mit einem Esslöffel Isomalt sehr steif geschlagene Eiweiß vorsichtig unterheben. Im Kühlschrank einige Stunden kalt stellen, damit die Schokolade wieder fest werden kann. Mit Rosenblättern oder -blüten dekorieren.

Aphrodisisch verwendete Lebensmittel

Pflanze	Traditionelle Verwendung	Zubereitung als Aphrodisiakum	Wirkung
Ananas	Nahrungsmittel, Heilmittel	Frische Frucht essen, frischen Saft trinken	Harntreibend, kräftigend
Anis	Gewürz, Heilmittel	Als Gewürz von Speisen und Tränken	Anregend
Avocado	Nahrungsmittel, Frauenmedizin	Frucht roh essen	Kräftigend, abortativ
Basilikum	Gewürz-, Räuchermittel	Als Gewürz, Tee	Anregend
Brennnessel	Heilmittel, Nahrungsmittel	Urtikation (äußere Anwendung), Tee aus dem Samen, Salben, rauchen	Hautreizend
Chili	Gewürz, Nahrung	Die frischen oder getrockneten Früchte essen	Reizend, stimulierend
Damiana	Heilmittel	Wässrige oder alkoholische Auszüge regelmäßig trinken oder rauchen	Stimulierend
Dattelpalme	Nahrungsmittel, Rauschmittel	Datteln essen, Palmwein trinken	Kräftigend, berauschend
Gingko	Heilmittel, Nahrung	Samen essen	Kräftigend
Ginseng	Tonikum	Wurzelextrakte regelmäßig einnehmen	Tonisierend
Granatapfel	Früchte essen	Früchte essen	Kräftigend
Guarana	Erfrischungsgetränk	Samen aufbrühen	Stark stimulierend
Hanf	Faserlieferant, Nahrung, Rauschmittel, Heilmittel	Weibliche Blüten rauchen, Harz einnehmen	Mild psychedelisch, macht erotisch sehr empfänglich
Ingwer	Gewürz, Heilmittel	Wurzelstock essen oder auskochen, aufbrühen	Anregend
Kakaobaum	Genussmittel	Zerriebene Bohnen trinken	Mild stimulierend
Kardamom	Gewürz	Als Gewürz, im Kaffee	Anregend
Karotte	Nahrung	Als Gemüse, Rohkost	Kräftigend
Knoblauch	Nahrungsmittel, Heilmittel, Gewürz	Knolle roh oder gegart essen	Tonisierend, verjüngend
Kokospalme	Nahrung, Rauschmittel	Kokosfleisch essen, Palmwein trinken	Kräftigend, berauschend
Koriander	Gewürz, Heilmittel	Als Gewürz von Speisen, Getränken	Anregend
Kürbis	Nahrungsmittel	Kerne essen	Harntreibend, kräftigend
Liebstöckel	Gewürz, Heilmittel	Als Gewürz	Anregend
Lotus	Nahrungsmittel, Heilmittel	Samen oder Wurzelmehl essen	Kräftigend
Meerrettich	Nahrungsmittel, Gewürz	Als Gewürz	Anregend
Nelke	Gewürz	Als Gewürz oder Öl einnehmen	Anregend
Petersilie	Gewürz, Heilmittel	Als Gewürz, Wurzelaufguss trinken	In hoher Dosis stark reizend
Pfeffer	Gewürz, Liebeszauber	Als Gewürz	Anregend
Piment	Gewürz, Räuchermittel, Heilmittel	Als Gewürz	Anregend
Rosmarin	Heilmittel, Gewürz, Weinzusatz, Bad	Als Gewürz, besonders als Badezusatz	Stark erotisierend auf die **Haut**
Schafgarbe	Heilmittel, Räuchermittel, Liebeszauber	Als Weinzusatz oder Tee trinken	Anregend, tonisierend
Sellerie	Nahrungsmittel, Gewürz	Frische Knollen essen	Anregend
Senf	Gewürz, Heilmittel	Als Senf essen, als Gewürz	Anregend, reizend
Spargel	Nahrung	Als Gemüse essen	Harntreibend
Vanille	Gewürz, Duftstoff	Als Tinktur einnehmen	Anregend, kräftigend
Weizen	Nahrung	Weizenkeime essen oder das Öl einnehmen	Die Sexualorgane kräftigend
Ylang Ylang	Parfüm	Das Öl einatmen	Erotisierend
Yohimbé	Potenzmittel	Rindendekokte trinken	Stark erregend, potenzfördernd
Zimt	Gewürz, Badezusatz	Als Gewürz von Speisen und Tränken, Das Öl auf die Genitalien einwirken lassen	Anregend

(Quelle: Christian Rätsch, Pflanzen der Liebe, AT Verlag, Aarau · Weiterführende Literatur: Christian Rätsch, Pflanzen der Liebe, Aphrodisiaka in Mythos, Geschichte und Gegenwart, AT Verlag, Aarau.
Dieses Buch ist für Menschen, die sich mit Aphrodisiaka intensiver auseinandersetzen möchten, ein absolutes Muss.)

WIE SIE DIE LIEBE LOCKEN KÖNNEN

Wenn die Liebe noch jung ist und die Gefühle überschäumen, sind Aphrodisiaka vielleicht eine nette Beigabe. Wichtig sind sie aber nicht.

In gestandenen Beziehungen sieht das oft ganz anders aus. Die Partner sind sich vertraut, der Reiz des Neuen ist verflogen, das Zusammensein ist völlig selbstverständlich und löst keine große Aufregung mehr aus. Außerdem sind die Alltagssituationen nicht unbedingt dazu angetan, sexuelles Feuer zu entfachen.

Es gibt viele einfache Dinge, mit denen Sie Ihren Partner oder Ihre Partnerin betören können. Vor allen Dingen: Konzentrieren Sie sich auf ihn oder sie. Weiter ist wichtig, dass Sie sich wohl fühlen. Wenn Sie sich gut fühlen, dann strahlen Sie das auch aus. Überlegen Sie, was Sie stört oder verunsichert und ändern Sie es. Vielleicht tut Ihnen eine wohlige Dusche gut oder eine intensive Pflege Ihres Körpers. Ziehen Sie sich aufregend an, überlegen Sie, welche Unterwäsche Ihnen beiden gefällt. Frauen müssen nicht gleich Strapse tragen, Männer nicht unbedingt Tangas. Entscheidend ist immer, dass Sie sich mögen. Auch das Ambiente in Ihrem Liebesnest ist wichtig. Schaffen Sie also eine gute Atmosphäre. Vielleicht sollten Sie erst einmal aufräumen. Stellen Sie eine schöne Rose hin und sorgen Sie mit ätherischen Ölen für einen anregenden Duft, z. B. Sandelholz, Ylang-Ylang, Rosmarin, Rosen oder Geranium. Grelle Lampen sollten Sie unbedingt durch romantisches Kerzenlicht ersetzen. Suchen Sie Musik raus, die Ihre Stimmung unter-

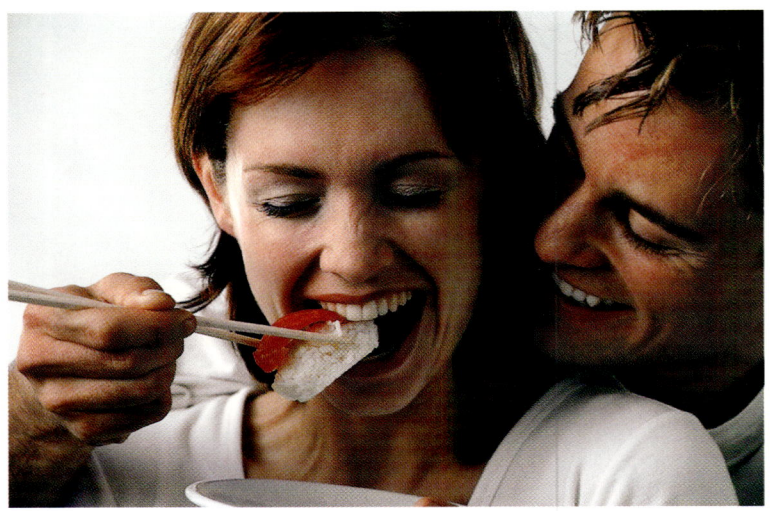

„Liebe geht durch den Magen." Ein Liebesmenü macht Lust auf Mehr.

streicht. In einer solchen Atmosphäre kommen Sie sich wesentlich schneller näher.

Auch die alte Weisheit „Liebe geht durch den Magen" kann zum schönen Miteinander beitragen. Denn ein gutes Essen tut der Seele und dem Körper gut, entspannt und regt die Sinne an. Deshalb haben wir Ihnen im Folgenden einige Leckereien zusammengestellt:

■ Liebesmenüs für Zwei

Artischocken mit Dip	
2	kleine Artischocken
30 g	Kapern
1	hart gekochtes Ei
	Salz, Pfeffer, Knoblauch, Senf
1 kl.	Zwiebel
1 EL	Essig
4 EL	Olivenöl

Die Artischocken etwa 20 Minuten in Salzwasser kochen. Sie sind gar, wenn sich die einzelnen Blättchen mühelos abziehen lassen. Für den Dip Kapern und zerhacktes Ei vermischen. Die Gewürze und die klein geschnittene Zwiebel in den Essig einrühren. Öl und die Kapern-Ei-Masse hinzugeben und gut vermischen.

Das Sinnliche an dieser Vorspeise ist die Art des Genießens: Die einzelnen Blättchen werden mit den Fingern abgezogen und in den Dip getaucht. Das zarte Fruchtfleisch sitzt an den Blattinnenseiten. So dringt man langsam zum Herz der Artischocke vor – dem geschmacklichen Höhepunkt.

Lauchcremesuppe
mit Hochseekrabben

1	Stange Lauch
1 kl.	Zwiebel
etwas	Öl oder Butter
150 ml	Gemüsebrühe
50 ml	Sahne
100 ml	Milch
50 g	Hochseekrabben

Lauch in feine Ringe oder Streifen schneiden, die Zwiebel würfeln. Beides zusammen im Fett andünsten und dann mit der Brühe ablöschen. Die Suppe etwa 15 Minuten auf kleiner Flamme köcheln lassen und anschließend pürieren. Sahne und Milch hinzufügen. Die Hochseekrabben kurz vor dem Servieren in der Suppe erhitzen. Die Suppe können Sie mit einem kleinen Zweig Dill garnieren. Ein winziger Schuss Anisschnaps rundet das Aroma ab. Für die Liebeslust sorgen hier vor allem die Krabben. Meeresfrüchte haben viel Eiweiß, viele Mineralstoffe und sind leicht zu verdauen, liegen also nicht schwer im Magen – eine ideale Mahlzeit also für einen vielversprechenden Abend. Der Lauch schließlich ist reich an den Vitaminen B_1 und C, enthält aber auch viel gesundes Eisen und Magnesium.

Zander auf Fenchelbett mit Feldsalat

50 g	Feldsalat
2 geh. EL	Kürbiskerne
1	Orange oder Grapefruit
4 TL	Essig
8 TL	Walnussöl
1 kl.	Zwiebel
	Salz, Pfeffer
evtl. etwas	Honig, Marmelade oder Gelee

Feldsalat sehr gut waschen (sonst knirscht es zwischen den Zähnen) und einen Teil der Wurzel abschneiden, so dass die einzelnen Sträußchen gerade noch zusammenhalten. Kürbiskerne ohne Fett rösten. Orange oder Grapefruit zerteilen und filetieren, d.h. von den einzelnen Schiffchen die feine Haut abziehen und das Fruchtfleisch in Spalten schneiden. Aus Essig, Öl, Zwiebel, Gewürzen und Honig eine Vinaigrette anrühren. Das Obst darin einlegen. Kurz vor dem Servieren diese Vinaigrette über den Feldsalat geben und die Kürbiskerne darüber streuen. Zum Zander servieren.

Anregend wirken hier vor allem die Kürbiskerne, denn sie enthalten neben vielen Vitaminen, Mineralstoffen und Spurenelementen auch eine Substanz mit Namen Sistosterin. Und dieser Stoff soll Blase und Prostata stärken.

200 g	Zanderfilet
	Pfeffer, Salz
1	Fenchelknolle
	etwas Olivenöl
50 ml	Sahne
100 ml	Weißwein
1 Msp.	Safranfäden (oder Pulver)
1 kl.	Tasse Reis

Das Zanderfilet waschen, vorsichtig trocken tupfen und mit Pfeffer und Salz würzen. Von der Fenchelknolle die harten Stielansätze abschneiden, die Knolle in feine Scheiben schneiden und in einer Deckelpfanne mit etwas Olivenöl andünsten. Mit der Sahne und dem Wein ablöschen und die Soße etwas einkochen lassen. Mit Pfeffer und Salz würzen. Den Safran in etwas Öl oder Butter zusammen mit dem Reis andünsten, dann Wasser aufgießen, salzen und den Reis gar kochen lassen. Der Fisch wird auf das Fenchelbett gelegt und kann dort einige Minuten bei geschlossenem Deckel garziehen.

Hier liefern der Fisch und der Fenchel die Energie, denn Fenchel enthält viel Carotin und viel Vitamin C – und hat dabei wenig Kalorien.

Marzipan-Mohnparfait

- ½ Vanillestange
- 100 g Vollmilch
- 30 g gemahlener Mohn
- 120 g Marzipan-Rohmasse
- 20 g Zucker
- 1 TL Honig
- 1 Eigelb
- 100 g geschlagene Sahne

Die Vanillestange längs aufschneiden, das Vanillemark herauskratzen und mit der Milch aufkochen (die leere Schote können Sie in eine Dose mit Zucker geben – nach etwa einer Woche haben Sie Vanillezucker). Die Vanillemilch mit dem Mohn noch mal aufkochen, Marzipan zugeben und auflösen. Zucker und Honig einrühren. Das Eigelb verquirlen und hineingeben. Die Masse erkalten lassen, dann die Sahne unterheben. Alles in kleine Glasschälchen geben und etwa vier Stunden ins Gefrierfach stellen. Vor dem Servieren kurz in warmes Wasser stellen, dann auf einen Teller stürzen. Servieren können Sie diesen köstlichen Nachtisch auf einem großen Teller, auf den Sie zuvor eine kleine Kelle Vanillesoße und pürierte Himbeeren, Erdbeeren oder Mango verteilt haben. Diese süße Verführung bringt zumindestens Ihre Geschmacksnerven auf Hochtouren – wenn die Atmosphäre stimmt, vielleicht auch mehr…

Sinnliches Genudel

Hier noch ein zweites Liebesmenü, das nicht ganz so aufwendig ist:

Rohkostteller mit verschiedenen Dips

Verschiedenes Gemüse (Möhren, rote und grüne Paprika, Chicorée, Blumenkohlröschen, Broccoli u.v.m.) in Spalten schneiden und auf einem großen Teller anrichten. Die Zutaten der Dips jeweils pürieren oder mit der Gabel zerdrücken und vermischen.

Avocado-Dip

- 1 Avocado
- ½ Knoblauchzehe
- 1 EL Zitronensaft
- 1 Msp. Senf
- 1 EL Crème fraîche
- Salz und Pfeffer

Käse-Dip

- 50 g Edelpilzkäse
- 75 g saure Sahne
- 1 EL Zitronensaft
- 1 TL Olivenöl
- Salz und Pfeffer

Apfel-Meerrettich-Dip

- 1 klein geschnittener Apfel
- 1 EL Zitronensaft
- 1 Msp. Honig
- 100 g Sahne
- 1 – 2 TL geriebener Meerrettich
- Salz und Pfeffer

Tomatencremesuppe

- 1 gewürfelte Zwiebel
- ½ gewürfelte Knoblauchzehe
- 1 EL Olivenöl
- 1 kl. Dose geschälte Tomaten
- ½ TL Oregano
- ½ TL Kräuter der Provence
- 1 EL Crème fraîche

Zwiebel- und Knoblauchwürfel im Öl anschwitzen, Tomaten und Gewürze zugeben und eine halbe Stunde köcheln lassen. Anschließend pürieren. Kurz vor dem Servieren die Crème fraîche zufügen.

Nudeln mit Lachs-Shrimps-Soße

- 1 kl. gewürfelte Zwiebel
- 1 Knoblauchzehe
- 1 kl. Tomate ohne Kerne
- 2 EL Olivenöl
- ½ Glas Weißwein
- ½ TL Dill
- 1 gestr. TL Tomatenmark
- 100 ml Sahne
- 100 g frischer, klein geschnittener Lachs
- 50 g Shrimps
- Salz und Pfeffer

Klein geschnittene Zwiebel, Knoblauch und Tomate im Öl andünsten, Wein und getrockneten Dill zufügen (frischen Dill erst zum Schluss zugeben). Aufkochen lassen. Tomatenmark und Sahne hinzufügen und etwas einkochen lassen. Lachs und Shrimps zum Schluss in die nicht mehr kochende Soße geben und ziehen lassen. Würzen nach Geschmack. Dazu servieren Sie Bandnudeln oder Spaghetti.

Mousse au Chocolat

100 g	Zartbitter-Schokolade
100 g	Weiße Schokolade
100 g	Crème fraîche
2 EL	Rum
2	Eiweiß
20 g	Puderzucker

Die beiden Schokoladensorten zerbröckeln, getrennt mit jeweils 50 g Crème fraîche verrühren und in je einem Topf bei kleiner Hitze schmelzen. Je einen Esslöffel Rum zugeben. Eiweiß steif schlagen, Puderzucker unterrühren und halbieren. In jede Hälfte eine der beiden Schokomassen nach und nach unterrühren. Mindestens zwei Stunden kalt stellen.

Nach den delikaten Speisen kann eine gekonnte Massage die Sinne noch weiter öffnen.

■ Erotische Massagen – Streichel-einheiten für Körper und Seele

Wenn Sie nun Körper und Seele entspannt oder auch angeregt haben, fehlt zum völligen Wohlbefinden noch eine zärtliche Massage. Dabei ist weniger mehr. Nicht der beherzte Griff an den Bizeps oder in den Nacken ist gefordert, sondern das leichte Ausstreichen entlang der Muskeln. Dann laufen Sie auch nicht Gefahr, etwas falsch zu machen und Ihrem Partner oder Ihrer Partnerin einen gesalzenen Muskelkater zu bescheren.
Sie werden schon merken, was ihm oder ihr guttut. Verlassen Sie sich ganz auf Ihr Gefühl. Hier nun einige Rezepte für

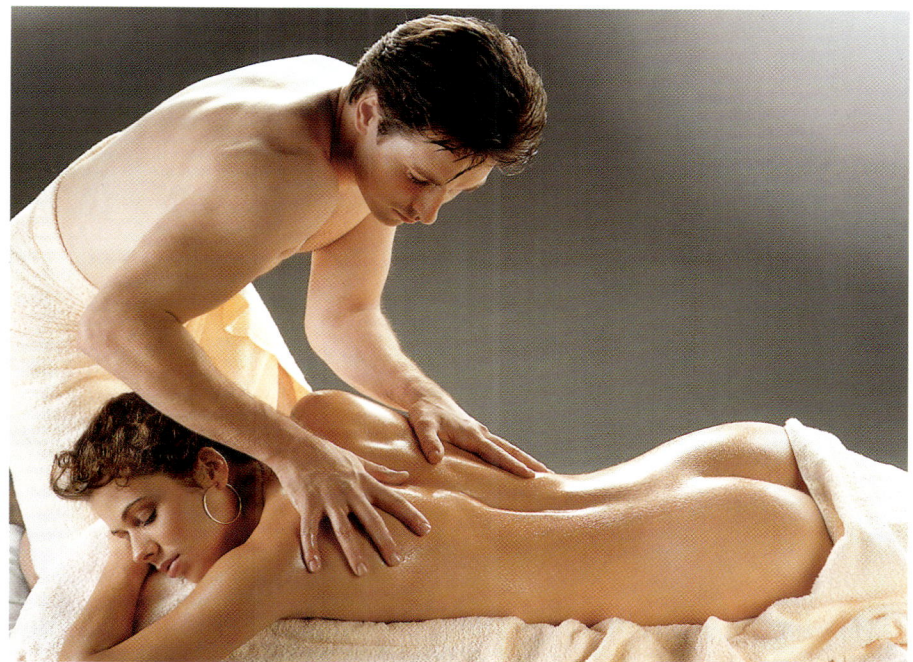

Eine einfache Methode, den Partner zu erotisieren, ist eine Massage mit einem wohlriechenden Öl.

Massageöle, die Sie für besondere Gelegenheiten aufsparen sollten:

Aphrodites Körperöl

5 ml	ätherische Ölmischung aus Lavendel-, Geranium-, Patschouli-, Ylang Ylang, Jasmin- und echtem Rosenöl
85 ml	fettes Öl, z.B. Jojoba-, Avocado-, Mandelöl

Ätherische Ölmischung und fettes Öl mischen.

Dem Jasminöl schreibt man in der Aromatherapie vor allem emotionale Wirkungen zu. Es beruhigt die Nerven und soll gleichzeitig die Stimmung heben, den Körper wärmen und entspannen. Rosenöl gilt als das Liebesöl par excellence, weil sein Duft angeblich alle Sinne öffnet. Lavendelöl soll die Durchblutung der Haut verbessern und außerdem anregend wirken. Patschouli und Ylang Ylang geben diesem Öl einen mystischen und leicht orientalischen Duft.

Entspannungsöl

15 Tr.	Petitgrain mandariniert (*Citrus aurantium*)
10 Tr.	Estragonöl (*Artemisia drancunculus*)
5 Tr.	Römisches Kamillenöl (*Anthemis nobilis*)
15 Tr.	Muskatellersalbeiöl (*Salvia sclarea*)
5 Tr.	Strohblumenöl (*Helichrysum italicum*)
10 Tr.	Lorbeeröl (*Laurus nobilis*)
30 ml	Avocadoöl
20 Tr.	D-Panthenol

Ätherische Öle nacheinander in das Avocadoöl tropfen, zum Schluss D-Panthenol zusetzen, umrühren, fertig. Dieses Öl lockert Verspannungen und lindert auch Prellungen. Hier kann man also zunächst „harmlos" mit einer „medizinischen" Massage beginnen und sich dann langsam weiter vortasten.

Liebesöl

1 ml	Weihrauchöl (*Boswellia carterii*)
1 ml	Rosenöl (*Rosa damascena*)
1 ml	Lemongrassöl (*Cymbopogon citratus*)
1 ml	Sandelholzöl (*Santalum album*)
20 Tr.	D-Panthenol
50 ml	Jojobaöl

Zutaten einfach in das Jojobaöl rühren, fertig. Die ätherischen Öle dienen ausschließlich dem sinnlichen Duft, D-Panthenol spendet der Haut Feuchtigkeit.

■ Ausgefallene Liebesspiele und -orte

Sinnlichkeit und Sexualität beginnen im Gehirn. Erotische Phantasien machen an. Ganze Industriezweige leben von Zeitungen, Filmen und Accessoires, die Lust auf Liebe machen sollen. Leider wurden dabei in der Vergangenheit meist nur die Männer angesprochen, die Frauen fühlten sich oft sogar abgestoßen. Doch die Zeiten ändern sich. Mittlerweile gibt es eine ganze Reihe von Filmen für den Abend zu zweit. Auch als Frau kann man sich mittlerweile auf die Suche begeben, ohne dabei z. B. in Sexshops unangenehme Begegnungen mit männlichen Kunden fürchten zu müssen. Es gibt in vielen Städten nämlich auch Erotikläden für Frauen, in denen Frauen von Frauen beraten werden. Oft wird an bestimmten Tagen der Zutritt nur den Frauen erlaubt. Vielleicht tasten Sie sich dann einmal alleine vor. Nehmen Sie sich Zeit und lassen die Dinge auf sich wirken. Vergessen Sie nicht: Es muss zunächst Sie ansprechen. Und denken Sie nicht für Ihren Partner mit. Wer mit Reizwäsche oder anderem Sexspielzeug dann wirklich nichts anzufangen weiß, sollte sich natürlich nicht dazu zwingen. Es gibt ja noch andere Möglichkeiten: Wie wäre es z. B. mal mit einem Schäferstündchen in sehr ungewohnter Umgebung? Dazu käme der Reiz, dass vielleicht ein Fremder die Intimität stört. So könnte es auf einem Gasometer (manche Industrieanlagen sind heute Denkmäler und für Besucher offen) recht ungewöhnlich, auf einem Autobahnparkplatz recht „nuttig" oder auf der Toilette im Kino oder Restaurant sehr delikat sein. Was halten Sie davon, wenn Ihr Partner wüsste, dass Sie das Gartenfest ohne Slip unter Ihrem wehenden Rock besuchen? Der Phantasie sind hier wirklich keine Grenzen gesetzt.

Pervers gibt es nicht – es muss nur beiden Spaß machen

Das geschlechtliche Zusammensein zweier Menschen wird als miteinander „intim sein" bezeichnet. Es geht nur diese beiden Menschen etwas an. Ob Oral- oder Analverkehr, Sadomasochistische Spiele, Travestie und vieles mehr – erlaubt ist, was beiden Spaß macht.

So weit so gut. Da Kinder und Tiere nicht selber mündig sind, darf sich niemand in sexueller Absicht an ihnen vergehen. Das ist ein schwerer Straftatbestand, für den es kein Pardon gibt. Kinder sind durch sexuellen Missbrauch oft für ihr Leben gezeichnet. Niemand kann für einen anderen entscheiden. Erwachsene Menschen können hingegen sagen, was sie wollen. Und wenn dazu Zuckerrohr und Peitsche gehört, dann ist niemand dadurch gestört. Mittlerweile gibt es Vereinigungen von sexuellen Minderheiten.

Neben Homosexuellen haben sich auch u.a. sadomasochistische Menschen zusammen gefunden, die zu ihrer Neigung stehen und sich nicht von der Gesellschaft ausgrenzen möchten. Insbesondere über das Internet kann hier ein erster Kontakt hergestellt werden.

Register

BIOSHOP, 53840 Troisdorf, Kölner Str. 36a, Tel. 02241-978091, Fax 02203-593065.

*COLIMEX-ZENTRALE, 50996 Köln, Ringstr. 46, Tel. 0221-352072, Fax 0221-352071; Auslieferungsläden: 32312 Lübbecke, Lange Str. 1, Stern-Apotheke, Tel. 05741-7707, Fax 05741-310887; 33102 Paderborn, Bahnhofstr. 18, St.-Christophorus-Drogerie, Tel. 05251-105213, Fax 05251-105252; 38300 Wolfenbüttel, Lange Herzogstr. 13, Tel. 05331-298370, Fax 05331-298570; 42105 Wuppertal, Karlsplatz 3, In der Rathausgalerie, Tel./Fax 0202-443988; 42853 Remscheid, Alleestr. 74, Allee-Center, Tel./Fax 02191-927963; 50171 Kerpen, Philipp-Schneider-Str. 2-6, Kaufhalle-Center, Tel./Fax 02237-922352; 50226 Frechen, Hauptstr. 99-103, Marktpassage, Tel./Fax 02234-274770; 50354 Hürth, Theresienhöhe, EKZ-Hürth/Arkaden, Tel./Fax 02233-708538; 50667 Köln, Schildergasse, in "Emotions", Tel./Fax 0221-2580862; 50858 Köln-Weiden, Aachener Str. 1253, Rhein Center Köln-Weiden, Tel./Fax 02234-709266; 51373 Leverkusen, Friedrich-Ebert-Platz 9; 51465 Bergisch Gladbach, Richard-Zanders-Str., Kaufhalle, Tel./Fax 02202-43103; 51643 Gummersbach, Wilhelmstr. 7, Vollkorn Naturwarenhandel, Tel. 02261-64784; 52062 Aachen, "Lust for Life", Komphausbadstr. 10, Tel./Fax 0241-4013033; 53111 Bonn, Brüdergasse 4, Tel./Fax 0228-659698; 53721 Siegburg, Am Brauhof 4, Tel./Fax 02241-591160; 53797 Lohmar, Breidtersteegsmühle, Broich & Weber, Tel. 02246-4245, Fax 02246-16418; 56068 Koblenz, Hohenfelder Str. 22, Löhr-Center-Koblenz, Tel./Fax 0261-1004890; 57462 Olpe, Bruchstr. 13, Valentin-Apotheke, Tel./Fax 02761-5190; 63739 Aschaffenburg, Steingasse 37, Colimex/Cleopatra, Tel. 06021-26464; 94032 Passau, Am Schanzl 10, Turm-Apotheke, Tel. 0851-33377, Fax 0851-32109; 95444 Bayreuth, Luitpoldplatz 3, Ars Vivendi - Lebenskunst in der Schloßgalerie, Tel. 0921-5169302, Fax 0921-5169303.

EINHORN Drogerie, Irmgard Huber, Theresienplatz 20, 94315 Straubing

*HEXENKÜCHE, 82152 Krailling, Luitpoldstr. 25, Tel. 089-8593135, Fax 089-8593136.

*HOBBY-KOSMETIK, 86150 Augsburg, Bahnhofstr. 6, Tel. 0821-155346, Fax 0821-513945; 97618 Niederlauer bei Bad Neustadt/Saale, Lauertalmarkt Am Rück 1, Tel./Fax 09771-3094.

*JANSON, Dr. Klaus Schop, 76133 Karlsruhe, Kaiserpassage 16, Tel. 0721-26410, Fax 0721-27780.

*KNACK-PUNKT, 73230 Kirchheim, Alleenstr. 87, Tel./Fax 07021-41726; 27472 Cuxhaven, Präsident-Herwig-Str. 40, Tel. 04721-62820.

*KOSMETIK-BAZARE: Interessengemeinschaft der Kosmetik-Bazare e.V., 28203 Bremen, Ostertorsteinweg 25-26, Tel. 0421-701699, Fax 0421-75531; 30159 Hannover, Knochenhauer Str. 6, Tel. 0511-326236, Fax 05066-693505; 31582 Nienburg, Leinstr. 22, Tel. 05021-12825, Fax 05021-600808; 31785 Hameln, Thiewall 4, Tel./Fax 05151-22576; 32257 Bünde, Bahnhofstr. 31, Tel. 05223-5133, Fax 05232-71219; 32756; Detmold, Paulinenstr. 9, Tel. 05231-39614, Fax 05231-39691; 33615 Bielefeld, Arndtstr. 51, Tel. 0521-131008, Fax 05232-71219; 34414 Warburg, Hauptstr. 46, Tel. 05641-60467, Fax 05641-60648; 35037 Marburg, Augustinergasse, Tel. 06421-161363, Fax 0641-76450; 35390 Gießen, Frankfurter Str. 1, Tel. 0641-76979, Fax 0641-76450; 37671 Höxter, Am Markt 2a, Tel./Fax 05271-380095; 45130 Essen, Alfredstr. 43, Tel./Fax 0201-796413; 48143 Münster, Ludgeristr. 68, Tel./Fax 0251-518505; 48431 Rheine, Marktstr. 14, Tel./Fax 05971-15421; 53721 Siegburg, Holzgasse 47, Tel./Fax 02241-590942; 59555 Lippstadt, Blumenstr. 1, Tel. 02941-78466, Fax 02947-5276; 63924 Kleinheubach, Dientzenhofer Str. 14, Tel. 09371-68861, Fax 09371-947640; 65183 Wiesbaden, Marktstr. 14, Tel. 0611-379370, Fax 06124-3329; 75172 Pforzheim, Bahnhofstr. 9, Tel. 07231-33254, Fax 07452-67025.

*KRÄUTERGARTEN, 80469 München, Pestalozzistr. 3, Tel./Fax 089-23249802.

LA VITA, 84028 Landshut, Grasgasse 318, Tel./Fax 0871-24424.

MARGOTS BIOECKE, 51143 Köln-Porz, Josefstr./Ladenzeile Busbahnhof, Tel. 02203-55242, Fax 02203-593065.

*PURA NATURA, 90402 Nürnberg, Johannesgasse 55, Tel. 0911-209522, Fax 0911-2447507.

*SPINNRAD GMBH/ZENTRALE, 45899 Gelsenkirchen, Am Bugapark 3, Tel. 0209-17000-0, Tx. 824726 natur d, Fax 0209-17000-40; Auslieferungsläden: 01239 Dresden-Nickern, Dohnaer Str. 246, Tel. 0351-2882089; 04105 Leipzig-City, Willy-Brandt-Platz 5, Tel. 0341-9612205; 04209 Leipzig-Grünau, Ludwigsburger Str. 9, Tel. 0341-4200024; 04329 Leipzig-Paunsdorf, Paunsdorfer Allee 1, Tel. 0341-2518906; 06254 Günthersdorf bei Leipzig, Saale-Park, Tel. 034638-20803; 07545 Gera, Gera-Arcaden, Heinrichstr. 30, Tel. 0365-8001125; 07743 Jena, Goethe-Galerie, Goethestr.3b, Tel. 03641-890906; 08523 Plauen, EKZ Die Kolonnaden, Bahnhofstr. 11, Tel. 03741-201784; 09111 Chemnitz, Neumarkt 2, Tel. 0371-6661820;

09125 Chemnitz - Alt Chemnitz, Annaberger Str. 315, Tel. 0371-514226; 10247 Berlin-Friedrichshain, Frankfurter Allee 53, Tel. 030-4276161; 10719 Berlin-Wilmersdorf, Uhlandstr. 43-44, Tel. 030-8814848; 10789 Berlin-Charlottenburg, Europacenter, Breitscheidplatz, Tel. 030-2616106; 12043 Berlin-Neukölln, Karl Marx Str. 66. Tel. 030-62989529; 12163 Berlin-Steglitz, Forum Steglitz, Schloßstr. 1, Tel. 030-7911080; 12351 Berlin-Gropiusstadt, Gropius Passage, Johannisthaler Chaussee 295, Tel. 030-6030462; 12555 Berlin-Köpenick, Forum Köpenick, Bahnhofstr. 33-38, Tel. 030-6520008; 12619 Berlin-Hellersdorf, Spree-Center, Hellersdorfer Str. 79-81, Tel. 030-5612081; 13055 Berlin-Hohenschönhausen, Allee-Center, Landsberger Allee 277, Tel. 030-97609436; 13357 Berlin-Wedding, Gesundbrunnen-Center, Badstr. 5, Tel. 030-49308939; 13439 Berlin-Prenzlauer Berg, Arcaden, Schönhauser Allee 79, Tel. 030-44652393; 13507 Berlin-Tegel, EKZ, Am Borsigturm 11, Tel. 030-43402270; 13581 Berlin-Spandau, Spandau-Arcaden, Tel. 030-35134498; 15745 Wildau, Center an der A 10, Abfahrt Königs Wusterhausen, Nähe Mega Markt, Tel. 0337-5504696; 16303 Schwedt, Oder-Center, Landgrabenpark 1, Tel. 03332-421942; 17033 Neubrandenburg, Marktplatz-Center, Marktplatz 2, Tel. 0395-5823511; 18055 Rostock, Rostocker Hof, Kröpeliner Str., Tel. 0381-4923281; 19053 Schwerin, Schloßpark-Center, Am Marienplatz 5-6, Tel. 0385-5812255; 20146 Hamburg-Rotherbaum, Grindelallee 116, Tel. 040-4106096; 21073 Hamburg-Harburg, Lüneburger Str. 19, Tel. 040-76753177; 21335 Lüneburg, Grapengießerstr. 25, Tel. 04131-406427; 22083 Hamburg-Barmbek, EKZ, Hamburger Str. 37, Tel. 040-22738862; 22111 Hamburg-Billstedt, Billstedt-Center, Billstecter Platz 39, Tel. 040-73679808; 22143 Hamburg-Rahlstedt, Rahlstedt-Center, Schweriner Str. 8-12, Tel. 040-6779044; 22523 Hamburg-Eidelstedt, Eidelstect-Center, 040-53909909; 22765 Hamburg-Ottensen, Mercado-Center, Ottenser Hauptstr. 8, Tel. 040-392310; 22850 Norderstedt-Garstedt, Herold-Center, Berliner Allee 38-44, Tel. 040-52883730; 22869 Schenefeld, Stadtcenter, Kiebitzweg 2/Industriestr., Tel. 040-83099081; 23552 Lübeck, Mühlenstr. 11, Tel. 0451-7063307; 24103 Kiel, Ahlmann Haus, Holstenstr. 34, Tel. 0431-978728; 24534 Neumünster, Marktpassage, Großflecken 51-53, Tel. 04321-41633; 24937 Flensburg, Große Str. 3, Tel. 0461-13761; 25524 Itzehoe, Holstein-Center, Feldschmiedekamp 6, Tel. 04821-65106; 26122 Oldenburg, Achternstr. 22, Tel. 0441-25493; 26382 Wilhelmshaven, Nordseepassage, Bahnhofsplatz 1, Tel. 04421-455308; 26506 Norden, Neuer Weg 38, Tel. 04931-992859; 26603 Aurich, Carolinenhof, Fischteichweg 15-19, Tel. 04941-964327; 26721 Emder, Zwischen beiden Sielen 17; 26789 Leer, Ems-Park, Nüttermoorer Str. 2, Tel. 0491-9921127; 27568 Bremerhaven, Bürgermeister-Smid-Str. 53, Tel. 0471-44203; 27749 Delmenhorst, Lange Str. 96, Tel. 04221-129331; 28195 Bremen-City, Obernstr. 67, Tel. 0421-1691932; 28203 Bremen-Steintor, Ostertorsteinweg 42/43, Tel. 0421-3399043; 28259 Bremen-Huchting, Roland-Center, Alter Dorfweg 30-50, Tel. 0421-5798506; 30159 Hannover-City, Georgstr. 7, Tel. 0511-7000815; 30823 Garbsen-Mitte, EKZ Mitte, Berenbosteler Str., Tel. 05131-476253; 30853 Langenhagen, City-Center, Marktplatz 5, Tel. 0511-7242488; 30880 Laatzen, Leine EKZ, Marktplatz 11, Tel. 0511-8236700; 31134 Hildesheim, Angoulemeplatz 2, Tel. 05121-57311; 31785 Hameln, Bäckerstr. 40, Tel. 05151-958606; Herford, Gehrenberg 21, 32423 Minden, Bäckerstr. 72, Tel. 0571-87580; 32756 Detmold, Lange Str. 36, Tel. 05231-37695; 33098 Paderborn, EKZ, Königsplatz 12, Tel. 05251-281759; 33330 Gütersloh, Münsterstr. 6, Tel. 05241-237071; 33602 Bielefeld, Marktpassage, Tel. 0521-66152; 34117 Kassel, Untere Königstr. 52, Tel. 0561-14339; 35037 Marburg, Wettergasse 12; 35390 Gießen, Kaplansgasse 2-4, Tel. 0641-792393; 35576 Wetzlar, Langgasse 39, Tel. 06441-46952; 36037 Fulda, City Haus, Laden 6, Bahnhofstr. 4, Tel. 0661-240638; 37073 Göttingen, Groner Str. 57/58, Tel. 0551-44700; 38100 Braunschweig-City, Sack 2, Tel. 0531-42032; 38226 Salzgitter-Lebensstedt, Fischzug 12, Tel. 05341-178729; 38440 Wolfsburg, Südkopfcenter, Tel. 05361-15004; 38640 Goslar, Kaiserpassage, Breite Str., Tel. 05321-43963; 39104 Magdeburg-City, City-Carré, Kantstr. 5a, Tel. 0391-5666740; 39326 Hermsdorf, EKZ Elbe-Park an der A 2, Ausfahrt Irxleben, Tel. 039206-52207; 40212 Düsseldorf-City, Schadowstr. 80, Tel. 0211-357105; 40218 Düsseldorf-Friedrichstadt, Friedrichstr. 12, Tel. 0211-3859444; 40477 Düsseldorf-Derendorf, Nordstr. 79, Tel. 0211-4984725; 40597 Düsseldorf-Benrath, Hauptstr. 9, Tel. 0211-7180811; 40721 Hilden, Bismarckpassage, Tel. 02103-581937; 40878 Ratingen, Oberstr. 29, Tel. 02102-993801; 41061 Mönchengladbach-City, Hindenburgstr. 173, Tel. 02161-22728; 41236 Mönchengladbach-Rheydt, Galerie am Marienplatz, Tel. 02166-619739; 41460 Neuss, Zollstr. 1-7, Tel. 02131-276708; 41539 Dormagen, Rathausgalerie, Kölner Str. 98, Tel. 02133-49045; 41747 Viersen, Hauptstr. 85, Tel. 02162-350549; 42103 Wuppertal-Elberfeld, Herzogstr. 28, Tel. 0202-441281; 42275 Wuppertal-Barmen, Alter Markt 7, Tel. 0202-551753; 42551 Velbert, Friedrichstr. 168, Tel. 02051-52727; 42651 Solingen, Hauptstr. 28, Tel. 0212-204041; 42853 Remscheid, Alleestr. 30, Tel. 02191-420867; 44135 Dortmund-City, Bissenkamp 12-16, Tel. 0231-578936; 44532 Lünen, Lange Str. 32, Tel. 02306-258186; 44575 Castrop-Rauxel, EKZ Widumer Platz, Lönsstr., Tel. 02305-27215; 44623 Herne, Bahnhofstr. 45, Tel. 02323-53021; 44787 Bochum-City, Kortumstr. 33, Tel. 0234-66123; 44791 Bochum-Harpen, Ruhrpark Shoppingcenter, Tel. 0234-238516; 44801 Bochum-Querenburg, Uni-Center, Querenburger Höhe 111, Tel. 0234-708679; 45127 Essen-City, City-Center, Porscheplatz 21, Tel. 0201-221295;

45127 Essen-City, Willy-Brandt-Platz 15, Tel. 0201-1769609; 45276 Essen-Steele, Bochumer Str. 16, Tel. 0201-512104; 45329 Essen-Altenessen, EKZ, Altenessener Str. 411, Tel. 0201-333617; 45468 Mülheim-City, Forum City, Hans-Böckler-Platz 10, Tel. 0208-34907; 45472 Mülheim-Heißen, Rhein-Ruhr-Zentrum, Tel. 0208-498192; 45525 Hattingen, Obermarkt 1, Tel. 02324-55691; 45657 Recklinghausen, Kunibertistr. 13, Tel. 02361-24194; 45699 Herten, Ewaldstr. 3-5, Tel. 02366-938616; 45721 Haltern, Merschstr. 6, Tel. 02364-929351; 45768 Marl-Mitte, EKZ Marler Stern, Obere Ladenstr. 68, Tel. 02365-56429; 45879 Gelsenkirchen-City, im WEKA Kaufhaus, Bahnhofstr. 55-65, Tel. 0209-208963; 45894 Gelsenkirchen-Buer, Horster Str. 4, Tel. 0209-398889; 45899 Gelsenkirchen-Horst, in der Spinnrad Zentrale, Am Bugapark 3, Tel. 0209-17000680; 45964 Gladbeck, Hochstr. 29-31, Tel. 02043-21293; 46047 Oberhausen-Neue Mitte, Centroallee 150, Tel. 0208-21970; 46049 Oberhausen-Stadtmitte, Bero-Center 110, Tel. 0208-27065; 46236 Bottrop, Kirchplatz 4, Tel. 02041-684484; 46282 Dorsten, Recklinghäuser Str. 4, Tel. 02362-45748; 46395 Bocholt, Berliner Platz 2, Tel. 02871-187790; 46397 Bocholt, Osterstr. 51, Tel. 02871-186024; 46483 Wesel, Hohe Str. 26, Tel. 0281-34794; 46535 Dinslaken, Neustr. 31-33, Tel. 02064-72328; 47051 Duisburg-City, Königstr. 42, Tel. 0203-284497; 47441 Moers, Steinstr. 31, Tel. 02841-23771; 47533 Kleve Stechbahn 2-8, Tel. 02821-973605; 47798 Krefeld-City, Neumarkt 2, Tel. 02151-22547; 47798 Krefeld-City, Hansa Zentrum 42/43, Tel. 02151-395635; 48143 Münster, Ludgeristr. 114, Tel. 0251-42352; 48231 Warendorf, Ostwall 41, Tel. 02581-787789; 48282 Ernsdetten, EKZ Villa Nova, Bahnhofstr. 2-8, Tel. 02572-88447; 48431 Rheine, Münsterstr. 6, Tel. 05971-13548; 48653 Coesfeld, Schüppenstr. 12, Tel. 02541-82747; 49074 Osnabrück, Neue Passage, Große Str. 84-85, Tel. 0541-201373; 50672 Köln-City, Olivandenhof, Richmodstr. 10, Tel. 0221-256606; 50678 Köln-Südstadt, Severinstr. 53, Tel. 0221-3100018; 50765 Köln-Chorweiler, City-Center Chorweiler, Tel. 0221-7088940; 50823 Köln-Ehrenfeld, Venloer Str. 336, Tel. 0221-5103342; 51065 Köln-Mülheim, Galerie, Wiener Platz 1, Tel. 0221-6202754; 51373 Leverkusen, Hauptstr. 73, Tel. 0214-403131; 52062 Aachen-City, Rethelstr. 3, Tel. 0241-25254; 52062 Aachen-City, Adalbertstr. 110, Tel. 0241-20453; 52222 Stolberg, Rathausgalerie, Steinweg 83-89, Tel. 02402-21245; 52249 Eschweiler, Grabenstr. 66, Tel. 02403-15286; 52349 Düren, Josef-Schregel-Str. 48, Tel. 02421-10082; 53111 Bonn-City, Poststr. 4, Tel. 0228-636667; 53177 Bonn-Bad Godesberg, Theaterplatz 2, Tel. 0228-351075; 53757 St. Augustin-Ort, EKZ Huma, Rathausallee 16, Tel. 02241-27040; 53879 Euskirchen, Kino-Center Galleria, Berliner Str., Tel. 02251-782191; 54290 Trier, Fleischstr. 11, Tel. 0651-48237; 55116 Mainz, Lotharstr. 9, Tel. 06131-238373; 55116 Mainz, Aliceplatz 6, DLZ Hauptbahnhof, Tel. 06131-228141; 56068 Koblenz, Löhrstr. 16-20, Tel. 0251-14925; 56564 Neuwied, Langendorfer Str. 111, Tel. 02631-357661; 57072 Siegen, City-Galerie, Am Bahnhof 40, Tel. 0271-2383124; 58096 Hagen, Elberfelder Str. 37, Tel. 02331-17438; 58239 Schwerte, Hüsingstr. 22-24, Tel. 02304-990293; 58452 Witten, Bahnhofstr. 38, Tel 02302-275122; 58511 Lüdenscheid, EKZ Stern-Center, Tel. 02351-22907; 58636 Iserlohn, Alter Rathausplatz 7, Tel. 02371-23296; 58706 Menden, Querstr. 2, Tel. 02373-170359; 59065 Hamm, Bahnhofstr. 1c, Tel. 02381-20245; 59174 Kamen, Weststr. 16, Tel. 02307-235387; 59227 Ahlen, Oststr. 44, Tel. 02382-806677; 59555 Lippstadt, Lippe-Galerie, Tel. 02941-58332; 60311 Frankfurt-City, Kaiserstr. 11, Tel. 069-291481; 60388 Frankfurt-Bergen-Enkheim, Hessen-Center, Borsigallee 26, Tel. 06109-369596; 60439 Frankfurt-Nordweststadt, Nord-West-Zentrum, Tituscorsostr. 2b, Tel. 069-584800; 63065 Offenbach, Herrnstr. 37, Tel. 069-825648; 63739 Aschaffenburg, City-Galerie, Goldbacher Str. 2, Tel. 06021-12662; 64283 Darmstadt, Wilhelminenstr. 2, Tel. 06151-294525; 65183 Wiesbaden, Langgasse 12, Tel. 0611-9010694; 65549 Limburg, Bahnhofstr. 4, Tel. 06431-25766; 66111 Saarbrücken, Bahnhofstr. 20-30, Tel. 0681-3908994; 66424 Homburg/Saar, Saarpfalz-Center, Talstr. 38a, Tel. 06841-5351; 66538 Neunkirchen, Saarpark-Center, Stummstr. 2, Tel. 06821-177662; 67059 Ludwigshafen, Bismarckstr. 106, Tel. 0621-526664; 67061 Ludwigshafen, EKZ Walzmühle, Yorckstr. 2, Tel. 06215-5669606; 67547 Worms, Obermarkt 12, Tel. 06241-88462; 67655 Kaiserslautern, Pirmasenser Str. 8, Tel. 0631-696114; 68159 Mannheim, U 1, 2, Tel. 0621-1560425; 69115 Heidelberg, Das Carré, Rohrbacher Str. 6-8d, Tel. 06221-166825; 69117 Heidelberg, Hauptstr. 62, Tel. 06221-616166; 70173 Stuttgart-City, Lautenschlagerstr. 3, Tel. 0711-291469; 70372 Stuttgart-Bad Cannstatt, Bahnhofstr. 1-5, Tel. 0711-562113; 71063 Sindelfingen, Mercedesstr. 12, Tel. 07031-411388; 71084 Böblingen, Kaufzentrum Wolfgang-Brumme-Allee, Tel. 07031-233664; 71638 Ludwigsburg, Marstall-Center, Tel. 07141-902879; 72070 Tübingen, Kirchgasse 2, Tel. 07071-52571; 72764 Reutlingen, Metzgerstr. 4, Tel. 07121-320415; 73230 Kirchheim unter Teck, Teck-Center, Stuttgarter Str. 2, Tel. 07021-734270; 73430 Aalen, Marktplatz 20, Tel. 07361-66543; 73728 Esslingen-City, Roßmarkt 1, Tel. 0711-350199; 73733 Esslingen-Weil, Neckar-Center, Weilstr. 227, Tel. 0711-386905; 74072 Heilbronn, Sülmerstr. 34, Tel. 07131-962138; 75172 Pforzheim, Bahnhofstr. 10, Tel. 07231-353071; 76133 Karlsruhe, Kaiserstr. 170, Tel. 0721-24845; 76829 Landau, Rathausplatz 10, Tel. 06341-85818; 77652 Offenburg, Steinstr. 28, Tel. 0781-1665; 78050 Villingen-Schwenningen, Niedere Str. 37, Tel. 07721-32575; 78224 Singen, Scheffelstr. 9, Tel. 07731-68642; 78462 Konstanz, Hussenstr. 24, Tel. 07531-15329; 78532 Tuttlingen, Hecht-Carré, Königstr. 2, Tel. 07461-76961; 79098 Freiburg, Rathaus-

gasse 17, Tel. 0761-381213; 80331 München-City, Asamhof, Sendlinger Str. 28, Tel. 089-264159; 80797 München-Nordbad, Schleißheimer Str. 100, Tel. 089-1238685; 83022 Rosenheim, Stadtcenter, Kufsteiner Str. 7, Tel. 08031-33536; 83278 Traunstein, Maxstr. 33, Tel. 0861-69506; 83395 Freilassing, Hauptstr. 29, Tel. 08654-478777; 85057 Ingolstadt-West, West-Park, Tel. 0841-87822; 86150 Augsburg, Viktoriapassage, Tel. 0821-155482; 87435 Kempten, Fischersteige 4, Tel. 0831-24503; 87700 Memmigen, Kreuzstr. 3, Tel. 08331-925764; 88212 Ravensburg, Eisenbahnstr. 8, Tel. 0751-14489; 89077 Ulm-Weststadt, Blautal-Center, Blaubeurer Str. 95, Tel. 0731-9314111; 89231 Neu Ulm, Mutschler-Center, Borsigstr. 15, Tel. 0731-723023; 90402 Nürnberg-City, Pfannenschmidsgasse 1, Tel. 0911-2448834; 90473, Nürnberg-Langwasser, Franken-Center, Glogauer Str. 30-38, Tel. 0911-8000152; 90762 Fürth, City-Center, Alexanderstr. 11, Tel. 0911-773663; 91054 Erlangen, Hauptstr. 46, Tel. 09131-201043; 91126 Schwabach, Königstr. 2, Tel. 09122-16849; 93047 Regensburg, Maximilianstr. 14, Tel. 0941-51150; 94469 Deggendorf, Degg´s Einkaufspassage, Hans-Krämer-Str. 31, Tel. 0991-3790052; 95028 Hof, Ludwigstr. 47, Tel. 09281-3641; 95326 Kulmbach, Fritz Einkaufsgalerie, Fritz-Hornschuh-Str. 9, Tel. 09221-947870; 96052 Bamberg, EKZ Atrium, Ludwigstr. 2, Tel. 0951-202588; 96450 Coburg, Steinweg 24, Tel. 09561-99414; 97070 Würzburg, Kaiserstr. 16, Tel. 0931-15608; 97421 Schweinfurt, Markt 19, Tel. 09721-53324; 98527 Suhl, Lauterbogen-Center, Friedrich-König-Str. 21, Tel. 03681-708536; 99085 Erfurt-Nord, Thüringen-Park an der B 4, Tel. 0361-7462048
SYLVIE'S NATURLADEN, 88489 Wain, Obere Dorfstr. 37, Tel. 07353-1465. Internet: www.Sylvie.de E-Mail: Natur@sylvis.de

In der Schweiz:
DORF-LÄDELI, CH-8863 Buttikon, Kantonsstr. 49, Tel. 055-4441854.
*DROGERIE IM DREIANGEL, CH-3552 Bärau, Bäraustr. 45, Tel./Fax 034-4021565.
*INTERWEGA Handels GmbH, CH-8863 Buttikon, Kantonsstr. 49, Tel. 055-4441854, Fax 055-4442477.

In Österreich:
*ART OF BEAUTY, A-4600 Wels, Dr.-Salzmannstr. 8-10, Tel./Fax 07242-57226, E-Mail: veronika@art-of-beauty.at.
*CREATIV-COSMETIK, A-5020 Salzburg, Ganshofstr. 8, Tel. 0662-848802, Fax 0662-848803.

Die mit * gekennzeichneten Firmen betreiben auch Versandhandel.

Einige Substanzen erhalten Sie auch in Reformhäusern, Drogerien, Apotheken, Bioläden und Lebensmittelläden. Vergleichen Sie die Preise!

Hinweis:
Autoren und Verlag bemühen sich, in diesem Verzeichnis nur Firmen zu nennen, die hinsichtlich der Substanzen und Preise zuverlässig und günstig sind. Trotzdem kann eine Gewährleistung von Autoren und Verlag nicht übernommen werden. Irgendwelche Formen von gesellschaftsrechtlicher Verbindung, Beteiligung und/oder Abhängigkeit zwischen Autoren und Verlag einerseits und den hier aufgeführten Firmen andererseits existieren nicht.

Weitere Titel aus der Hobbythek-Reihe –

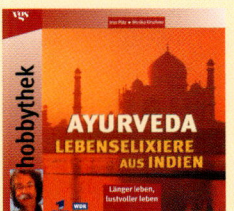

Jean Pütz/Monika Kirschner
**LEBENSELIXIERE
AUS INDIEN**
Ayurveda
ISBN 3-8025-6221-6

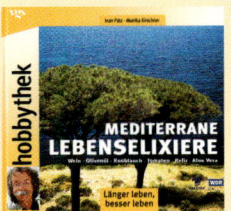

Jean Pütz/Monika Kirschner
**MEDITERRANE
LEBENSELIXIERE**
**Wein, Olivenöl, Knoblauch,
Tomaten, Kefir, Aloe Vera**
ISBN 3-8025-6219-4

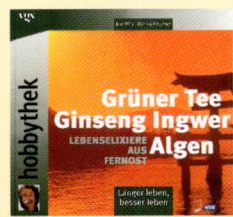

Jean Pütz/Monika Kirschner
**LEBENSELIXIERE
AUS FERNOST**
**Grüner Tee, Ginseng,
Ingwer, Algen**
ISBN 3-8025-6208-9

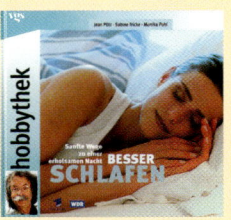

Jean Pütz/Sabine Fricke/
Monika Pohl
BESSER SCHLAFEN
**Sanfte Wege zu einer
erholsamen Nacht**
ISBN 3-8025-6222-4

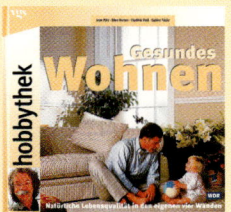

Jean Pütz/Ellen Norten/
Sabine Fricke/Vladimir Rydl
GESUNDES WOHNEN
**Natürliche Lebensqualität
in den eigenen vier Wänden**
ISBN 3-8025-6220-8

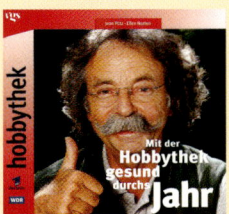

Jean Pütz/Ellen Norten
**MIT DER HOBBYTHEK
GESUND DURCHS JAHR**
ISBN 3-8025-6218-6

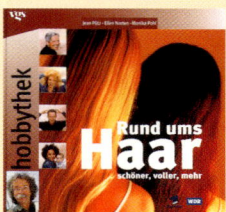

Jean Pütz/Ellen Norten/
Monika Pohl
RUND UMS HAAR
schöner, voller, mehr
ISBN 3-8025-6216-X

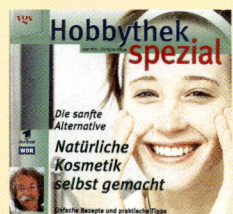

Jean Pütz/Christine Niklas
**NATÜRLICHE KOSMETIK
SELBST GEMACHT**
**Einfache Rezepte
und praktische Tipps**
ISBN 3-8025-1444-0

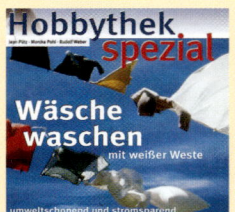

Jean Pütz/Monika Pohl/
Rudolf Weber
**WÄSCHE WASCHEN
MIT WEISSER WESTE**
**umweltschonend
und stromsparend**
ISBN 3-8025-1423-8

konkret, praktisch und aktuell

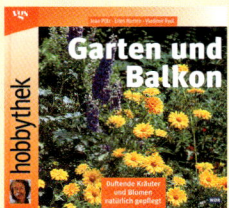

Jean Pütz/Ellen Norten/Vladimir Rydl
GARTEN UND BALKON
Duftende Kräuter
und Blumen natürlich gepflegt
ISBN 3-8025-6200-3

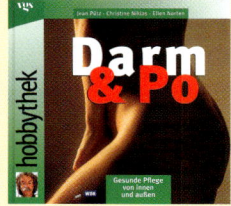

Jean Pütz/Christine Niklas/Ellen Norten
DARM & PO
Gesunde Pflege von innen und außen
ISBN 3-8025-6201-1

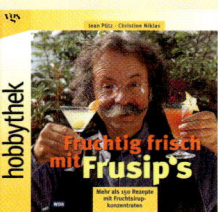

Jean Pütz/Christine Niklas
FRUCHTIG FRISCH MIT FRUSIP'S
Mehr als 150 Rezepte mit
Fruchtsirupkonzentraten
ISBN 3-8025-6206-2

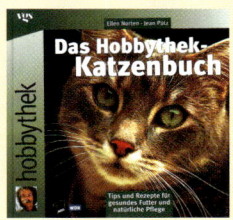

Jean Pütz/Ellen Norten
DAS HOBBYTHEK-KATZENBUCH
Tips und Rezepte für gesundes
Futter und natürliche Pflege
ISBN 3-8025-6207-0

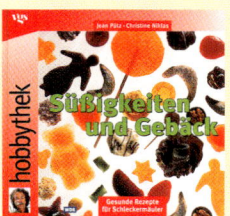

Jean Pütz/Christine Niklas
SÜSSIGKEITEN UND GEBÄCK
Gesunde Rezepte für
Schleckermäuler
ISBN 3-8025-6205-4

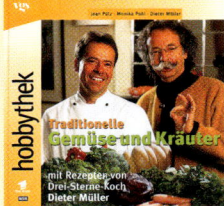

Jean Pütz/Monika Pohl/Dieter Müller
TRADITIONELLE
GEMÜSE UND KRÄUTER
Mit Rezepten von
Drei-Sterne-Koch Dieter Müller
ISBN 3-8025-6210-0

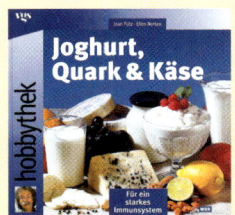

Jean Pütz/Ellen Norten
JOGHURT, QUARK & KÄSE
Für ein starkes Immunsystem
ISBN 3-8025-6213-5

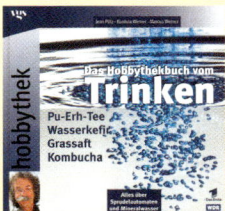

Jean Pütz/Kordula Werner/Marcus Werner
DAS HOBBYTHEKBUCH VOM TRINKEN
Pu-Erh-Tee/Wasserkefir/
Grassaft/Kombucha
ISBN 3-8025-6217-8

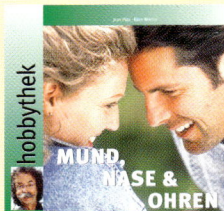

Jean Pütz/Ellen Norten
MUND, NASE & OHREN
ISBN 3-8025-6223-2

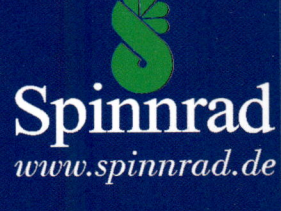
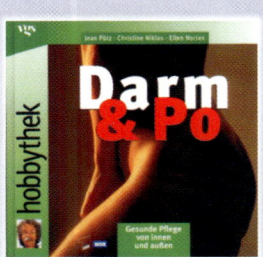
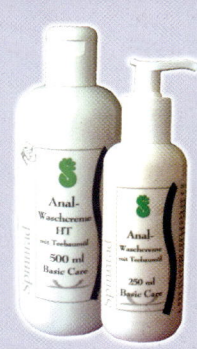